誰も教えなかった

現代中国医学から見た やさしい健康法

篠原 誠 Shinohara Makoto
趙 基恩 Chou Kion

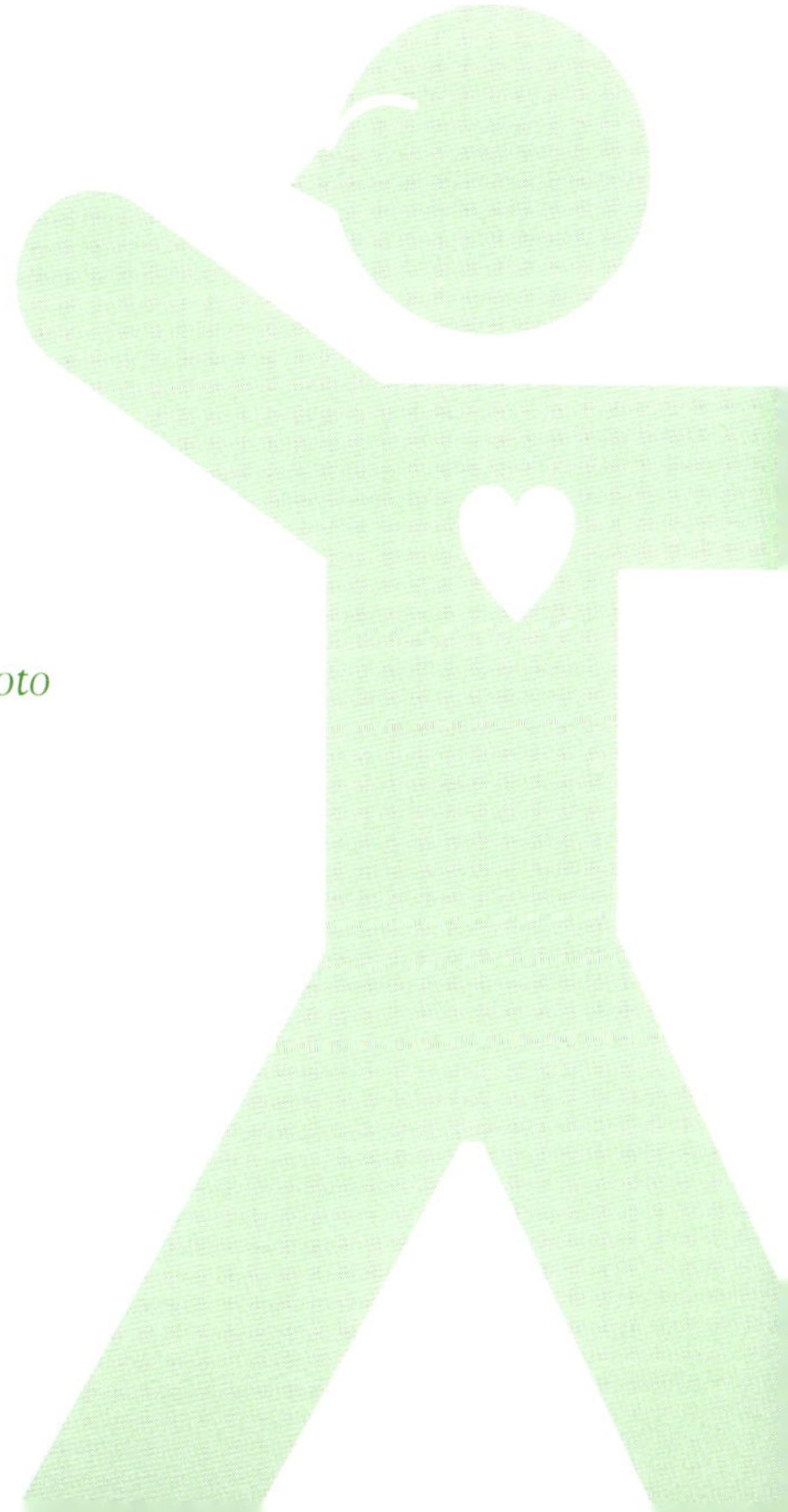

花伝社

高麗人参

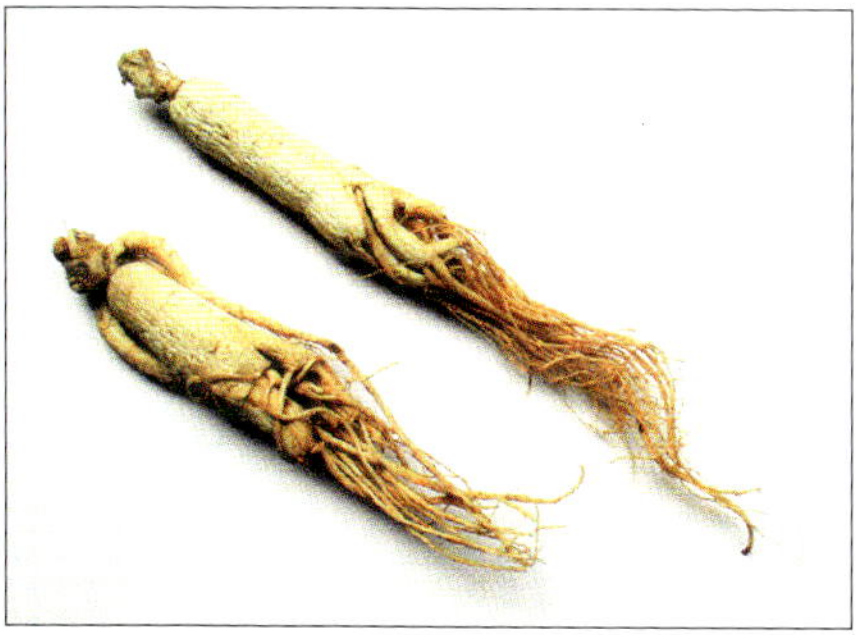

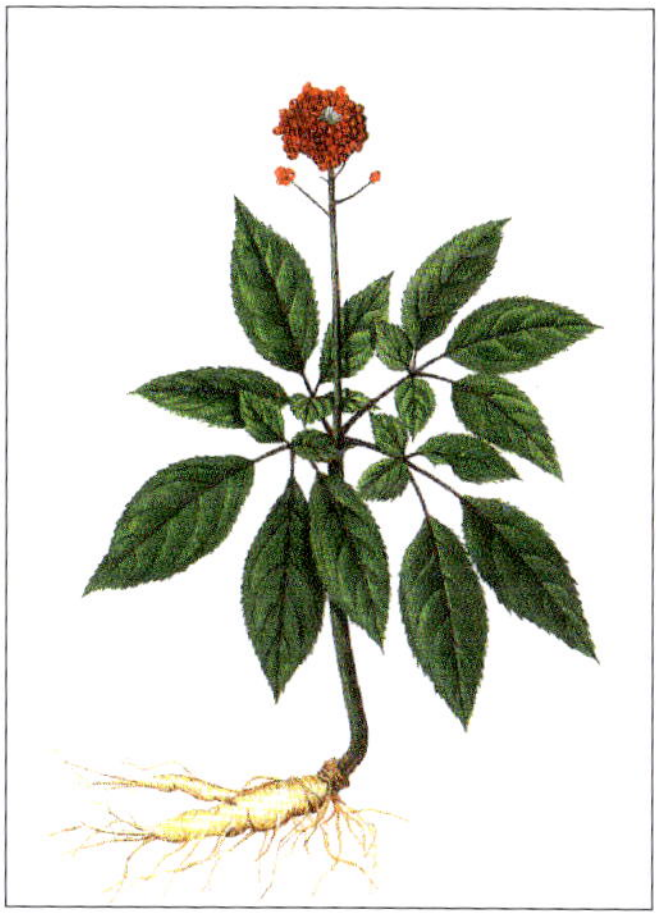

西洋人参

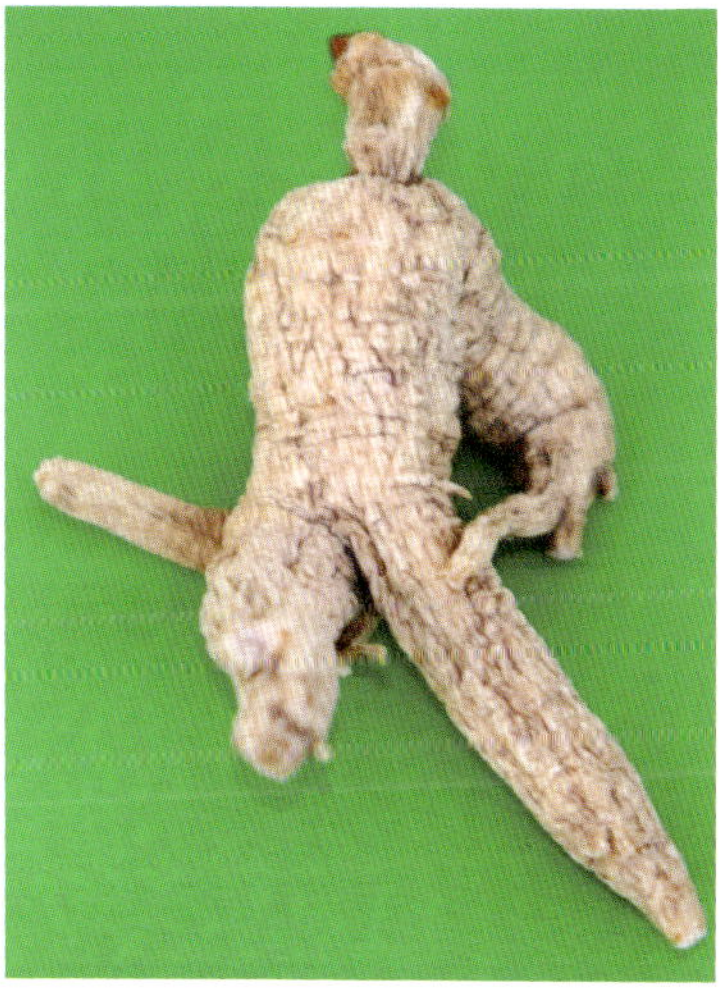

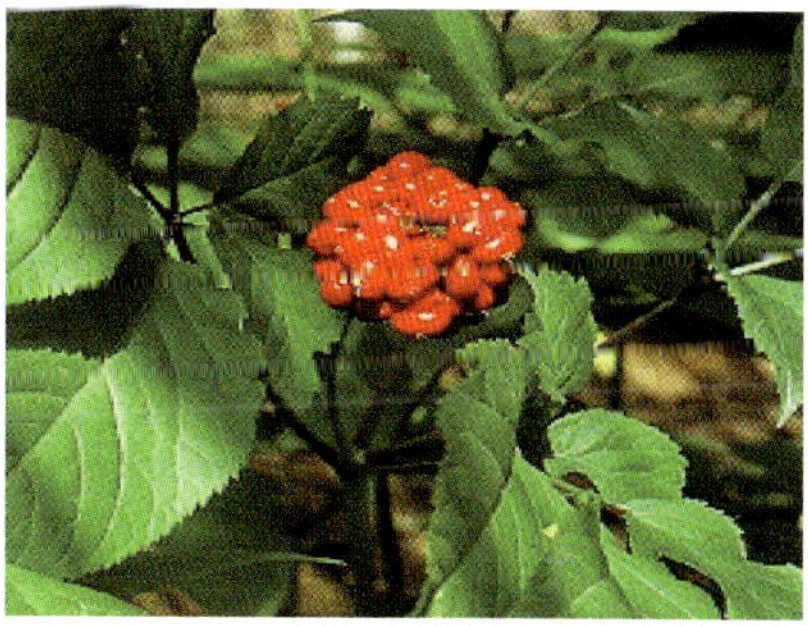

鹿角霊芝

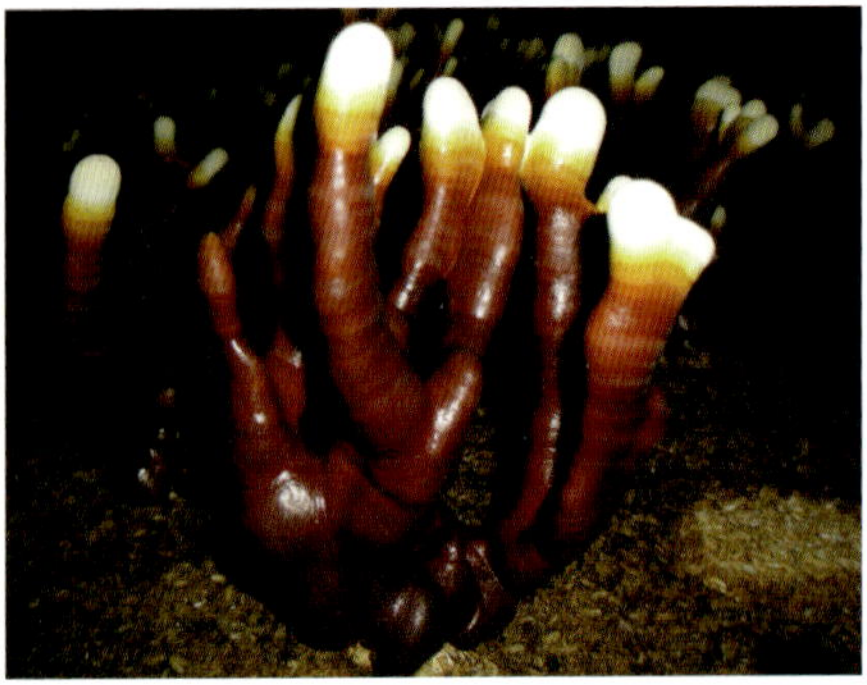

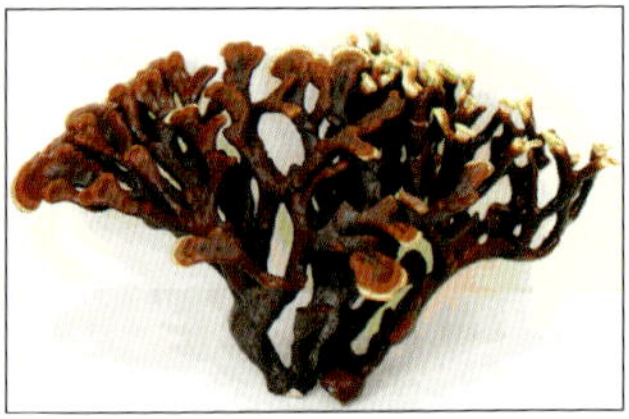

冬虫夏草

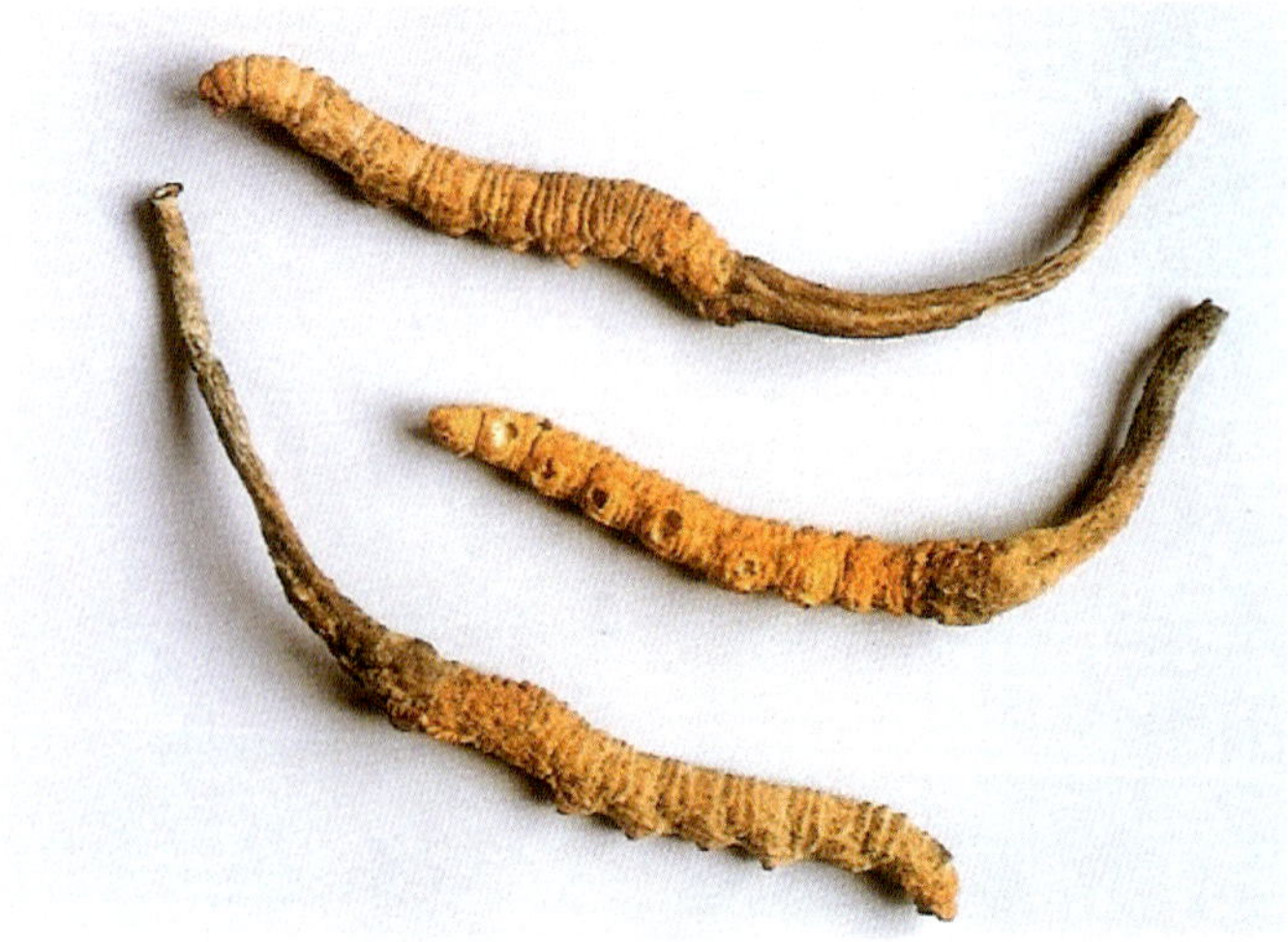

枸杞子

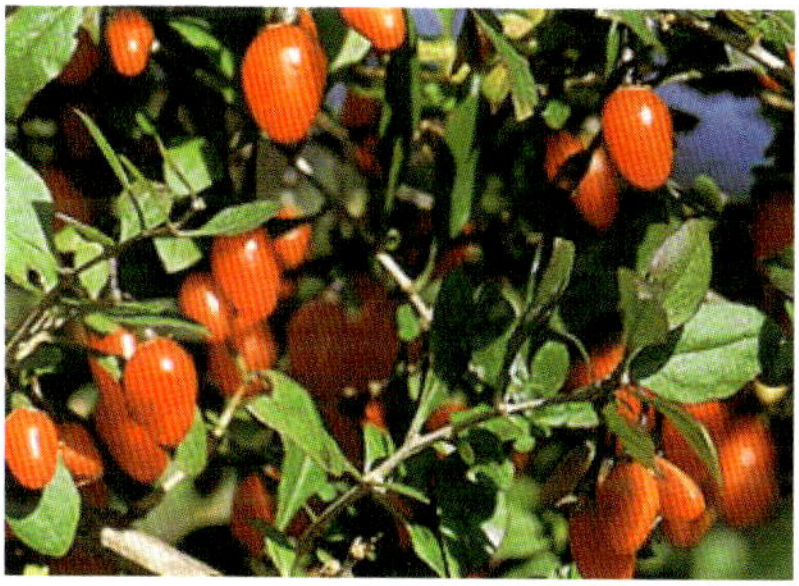

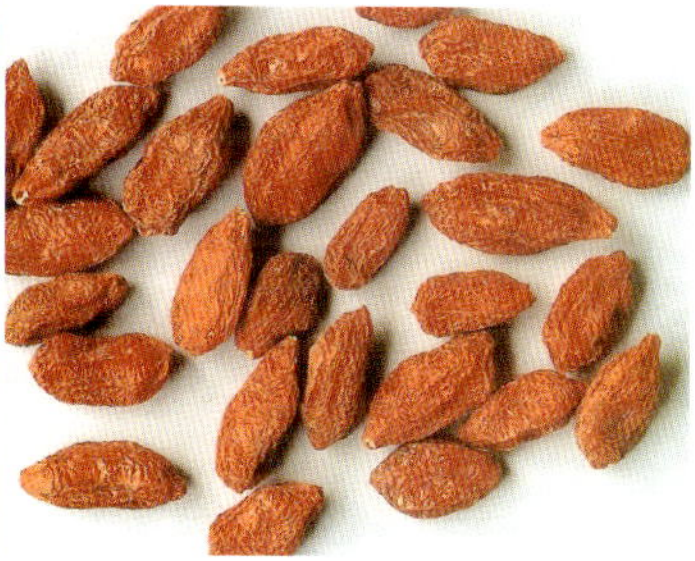

山薬（やまいも）

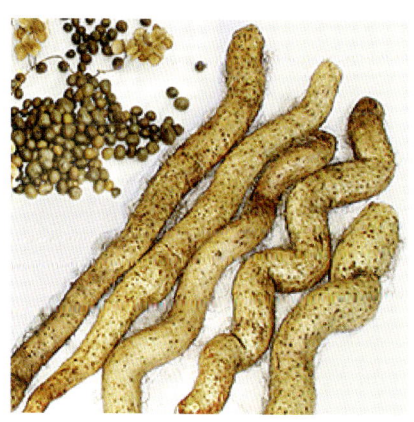

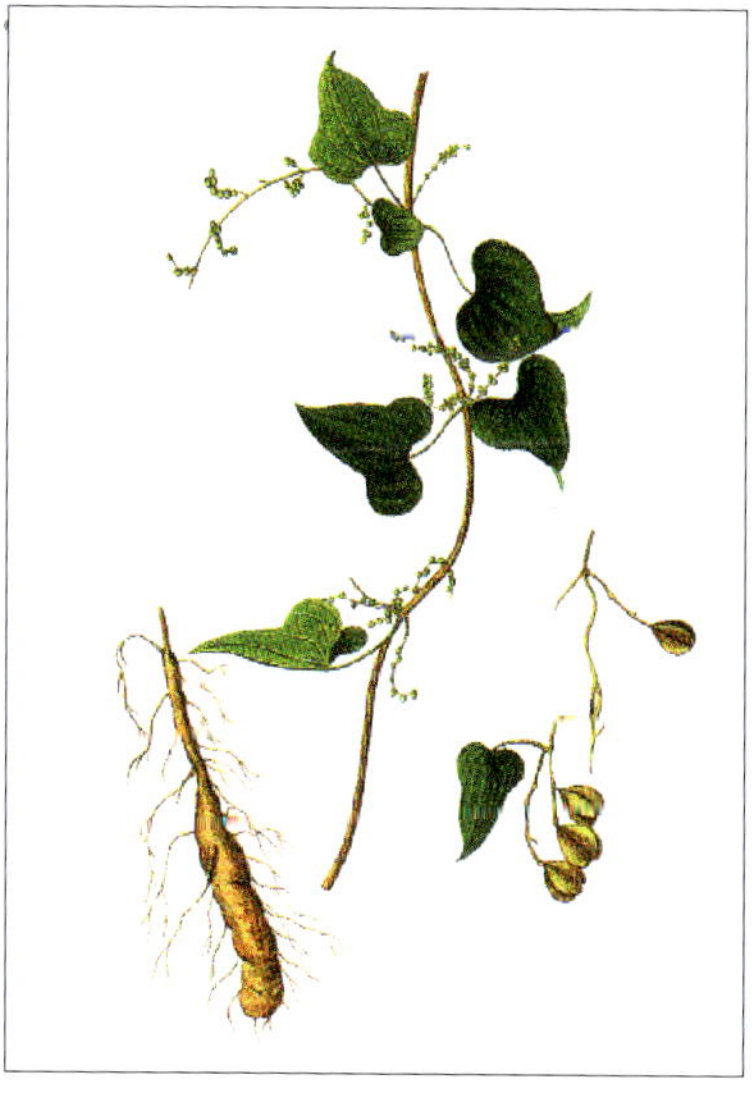

ローヤルゼリー

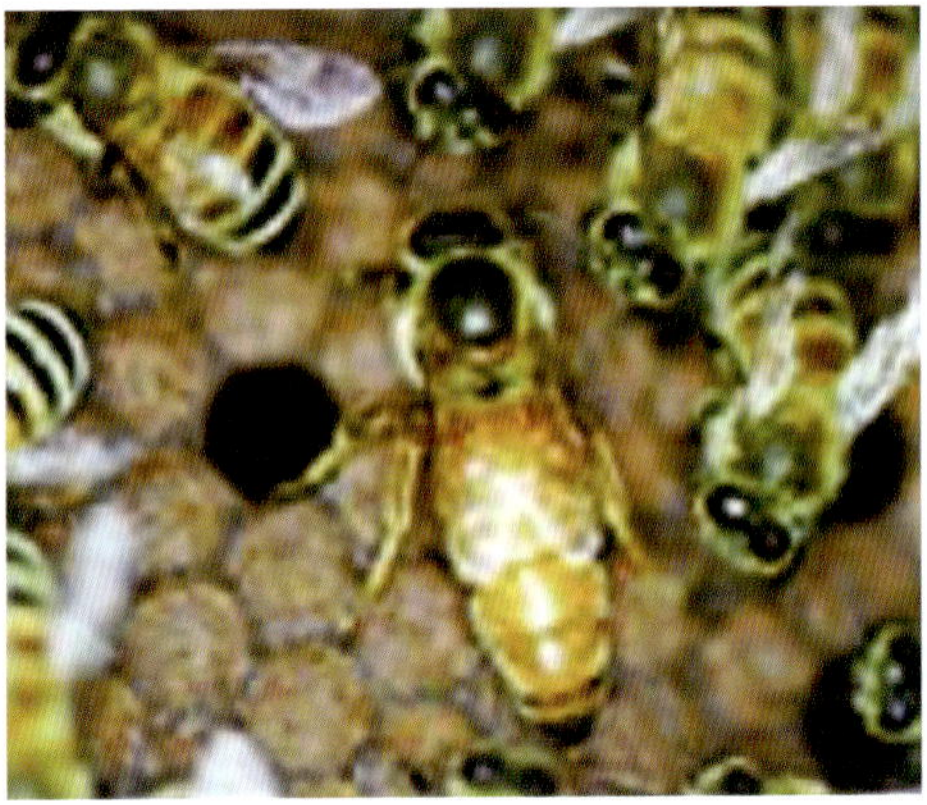

イチョウ葉

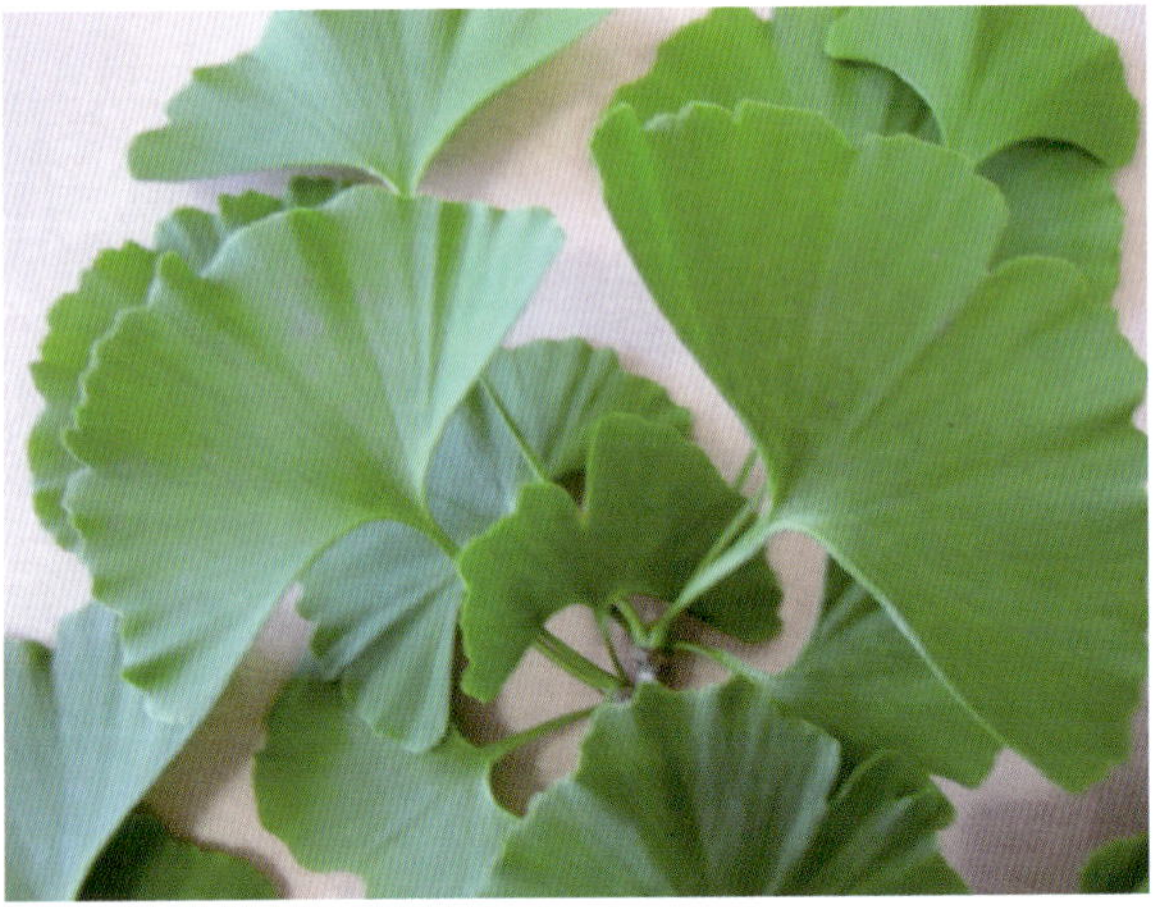

誰も教えなかった 現代中国医学から見たやさしい健康法◆もくじ

2章　心のバランス

3章　運動のバランス

はじめに

二一世紀のキーポイントは〝健康〟です。健康時代の到来という人までいます。なぜならば、先進国では、人々の生活は十分過ぎるほど豊かになり、何不自由なく暮らす人々が次に目指すものといえば、健康、不老、そして永遠の命ではないでしょうか？　誰でも永遠の命は望めませんが、それでも人々は、精神的に、生理的に、社会的に、環境的に完全な健康を目指すようになるでしょう。

しかし、皮肉なもので、物質的に豊かな生活と、過度のストレス社会の中では、人々の生活習慣は乱れ、それが原因で高血圧、動脈硬化、心臓病、糖尿病、肥満、がんなどのいわゆる生活習慣病はますます増加の一途を辿っています。このままでは、ウイルスや細菌などによる感染症をはるかに超え、これらは人類の疾病の主流になることは間違いないでしょう。

誰でも長寿を望みますが、ベッドの上で寝たきりの長寿を望むことはありません。より健康な体を目指し健康食品に頼る人もいますが、これらだけでは生活習慣病の予防や治療には至りません。

生活習慣病の予防と改善は、わたしたちの生活そのもの、すなわち、より良い生活習慣に変えることが重要です。二〇〇四年五月一七〜二二日に、世界保健機関（ＷＨＯ）は、ジュネーブで第五七回世界保健総会（ＷＨＯの最高意志決定機関）を開催しました。そして、総会最終日に「食事と運動と健康に関する世界戦略」を採択しました。この世界戦略は、非伝染性疾病（生活習慣病：心血管疾患、タイプ2糖尿病、がん、肥満など）を防ぐため、食事・運動・心のバランスをとり、禁煙と節酒そして運動を行うことを勧めています。

また長寿を誇る人生の先輩方の生活習慣をみてみると、これらの方々にはある共通点がありますす。一つめは心のバランスがとれていること、性格がゆったりとしていて、生活そのものを楽しみ、精神的なストレスが少ないことです。二つめはこまめに体を動かし、運動をすることが好きであること。三つめはバランスのよい食事をとり暴飲暴食をしません。四つめはお酒は適度に飲みますが、タバコは嗜みません。

〝いきいき八五歳〟まで元気で長生きをするという目標を達成するために、これらのことを健康長寿の四つのポイントとして参考にし、是非実践していただきたいと思います。

健康づくりのポイント

古くから長寿は人々の願いであり、それにまつわる話は多いものです。たとえば、中国の秦の始皇帝が不老不死の薬を探させるために家臣の徐福を日本に送ったのは、あまりにも有名な話です。富も名誉もそして権力までも思うままに手に入れた始皇帝の最後の願いは、不老不死でした。一日でも長く生きたいと願い、多くの人々を使い莫大なお金を用いたようですが、その願いは叶いませんでした。

現在、不老不死ということは今の段階ではありえませんが、科学や医学の発達、または近年注目されている抗加齢学の進歩から、健康でいきいきと自分らしい生活をおくることは可能になってきたのではないでしょうか。そして、それに関する情報も多く、本や雑誌、テレビ番組やセミナーなど、毎日〝健康〟の二文字を目にしない日はありません。また、さまざまな種類の健康食品やサプリメント、健康器具や健康グッズなどが紹介されていて、それらの一つや二つを試してみられた方も多いはずです。「健康になれるなら、死んでもいい！」などという極論があるほど、世界中で健康ブームは今も続いています。

そんな中で、わたしたちにとって大切なのは、多くの情報に惑わされず、自分に合った、また自分に必要な健康法を見つけることではないでしょうか。単にブームだからとか、新しい情報だからといってそれに飛び付くのはどうかと思います。もっと冷静に、そして先ずは自分、あるいは家族の生活そのものを、もう一度見直す必要があるのではないでしょうか。原点に立ち返ることで、見えてくるものがあるはずです。

世界保健機関（ＷＨＯ）は長寿の人々のデータから、健康づくりのポイントをまとめ、健康生活の提案をしました。

そのポイントは（１）食事のバランス、（２）運動のバランス、（３）心のバランス、（４）禁煙と節酒の四つとし、この四つのポイントを守ることが健康で長生きする秘訣だとしました。

これらの四つのポイントはわたしたちが日常生活をおくる上でとても大切なことだと思います。

一つずつ取り上げて、みなさんとご一緒に〝健康な生活とは〟をテーマに考えていきましょう。

ようこそ、健康の部屋に！

1章　食事のバランス

中国では、〝民以食為天〟（国民は食事を大切にする）という言葉があるように、人々は昔から食事をとても大切に考えてきました。それは一日三度の食事から得られる栄養をもとに、血液や骨、筋肉がつくられ、五臓六腑や神経などの各組織が正常に動くことを知っていて、食事が生命を維持する原動力になっているという考えが、広く国民の間にまで浸透していたからです。栄養が不足すれば栄養失調になり、疲労感・倦怠感、疲れやすいなどの症状が現れ、抵抗力や免疫力の低下からさまざまな病気にかかりやすくなります。それが成長期の子どもであれば心身の発達に影響をおよぼすこともあります。

一方、過食や高カロリーの食事が原因で栄養過多の状態になると、肥満や糖尿病、高血圧症などの生活習慣病を引き起こす原因になることもあります。どんな食べ物を、どのように食べるかが違うだけで、体への影響は大きく違ってくるのです。わたしたちは、栄養のバランスと規則正しい食習慣、適度な食事量（腹八分または腹七分）がよいということをある程度は知っていますが、具体的にどのようなものを食べればよいかは案外思いつかない場合もあります。かといって、分厚い栄養学の本を度々紐解くのは面倒です。

もっと簡単に健康的な食事の目安が分かれば、との思いから、「色で覚える食事のバランス：赤・黄・緑・白・黒」をご紹介します。一つの参考として頭の片隅においていただいて、調理の際に、またはレストランでメニューを決める際に思い出してください。きっとみなさんの健康づくりの一助になると信じています。

一　色で覚える食事のバランス：赤・黄・緑・白・黒

食事のバランスと一口にいっても、その食材選びが一番のポイントになります。食材をバランスよく選び、それを上手に調理することは大切なことです。ここでみなさんに覚えていただきたいのは、五つの色：赤・黄・緑・白・黒です。わたしの友人は「信号機プラス白黒」で覚えているといいますが、みなさんはどうでしょうか？　どうやって覚えるかはさて置き、この五つの色をもつ食材を満遍なく摂ることで、栄養のバランスを維持しやすくなります。

⑴赤色

赤色の食べ物や飲み物といえば、みなさんはまず何を思い浮かべますか？　トマト、にんじん、リンゴ、いちご、赤ワインなどを挙げられた方もいらっしゃるでしょう。これら赤色の食材について一つひとつ見てみましょう。

【トマト】

○ナス科　○旬：夏

トマトの赤色はリコピンという赤色色素によるものです。最近の研究によってリコピンには抗酸化作用があり、その効果はβカロテンの二倍以上、ビタミンEの一〇〇倍ともいわれ注目されています。この抗酸化作用とは、体内に発生する活性酸素を抑える作用のことです。活性酸素とは、人間が空気中の酸素を取り入れエネルギーに変換する際に、一部の酸素が化学変化をおこし発生するもので、細胞を酸化させたり傷つけたりすることから体の錆（さび）ともいわれ、がんや動脈硬化、糖尿病や白内障などさまざまな病気や老化の原因といわれています。活性酸素の発生を誘発するものとして、食品添加物や喫煙、大気汚染、紫外線、ストレスなどがあげられますが、現在わたしたちを取り巻く環境は、活性酸素が発生しやすい生活環境だといえるでしょう。そこで、この活性酸素の発生を抑え、さまざまな病気の予防やアンチエイジング効果が期待される抗酸化作用のある食べ物が今まさに注目されているのです。

その抗酸化作用のあるリコピンを多く含むトマトは、積極的に摂りたい食材の一つです。選び方のポイントは赤くよく熟れたものを選ぶことです。先にも述べたようにリコピンは赤色素なので、赤いほどその量も多く含まれています。手に入れば完熟トマトがベストですが、完熟のものが使われている加工品のトマトケチャップやトマトピューレなどを上手く利用するのもよいでしょう。

女性によく好まれるトマトですが、実は男性にも是非食べていただきたい食材です。と言うのも、毎日トマトを一～二個食べることによって前立腺肥大や前立腺がんの発病率が、食べない人に比べて四五％少なかったというデータがあるからです。これもトマトに含まれるリコピンによる抗酸化作用によるものといわれています。

また、トマトにはカリウムが多く含まれています。カリウムは体内のナトリウム量が多くなるとその排出を促すことで一定量に保ち、血圧の安定にも働きかけます。高血圧の方には塩分の摂りすぎを抑えると同時に、トマトのようなカリウムを多く含むものを意識して食べることをおすすめします。ただし、カリウムは調理損失が大きく煮汁などに溶け出す量が多いので、煮汁ごと食べると溶け出た分も無駄なく摂取できます。

（その他の主な栄養成分）：マグネシウム・βカロテン・ビタミンE

【ニンジン】

○セリ科　○旬：秋〜冬

野菜の中でβカロテンの含有量はトップクラスです。βカロテンとは色素成分カロテノイドの一種で強い抗酸化作用があり、体内の活性酸素の発生を抑え、がんや生活習慣病の予防、老化を抑える働きがあります。また、βカロテンは体内でビタミンAにかわり、皮膚や粘膜を健康に保ち、体の免疫力を高め風邪などの感染症にかかりにくくします。ビタミンAの過剰摂取を心配される方がいらっしゃいますが、βカロテンは体内で必要な分だけビタミンAに変換されるのでその心配はありません。

摂り方のポイントとしては、油と一緒に摂ると吸収がよくなるので、油炒めにして食べるとよいでしょう。またサラダで食べる際はオイルドレッシングをかけて食べることをおすすめします。その他、ニンジンには食物繊維が多く含まれているので、整腸作用があり便秘を予防するだけでなく腸内の善玉菌を増やします。また食物繊維は脂質の吸収を抑制し、排出を促進するので、コレステロールが気になる方などの生活習慣病の予防や改善にも役立ちます。さらに、食物繊維は糖質の吸収を穏やかにして、食後の血糖値の上昇を抑える作用もあります。

（その他の主な栄養成分）：カリウム・カルシウム・ナイアシン・ビタミンC

【ハツカダイコン】
○アブラナ科　○旬：春～夏
別名をラディッシュともいい、赤くて丸いその小さな姿はとてもかわいらしく、リラダや酢漬けにしてだすと食卓がパッと明るく鮮やかになります。

ハツカダイコンにはでんぷんやグリコーゲンを分解する消化酵素ジアスターゼ（別名アミラーゼ）が含まれています。ジアスターゼは消化を助け、胃もたれや胸やけを改善する働きがあります。但しジアスターゼは熱に弱いという性質があるので生で食べるのがよいでしょう。

また、ハツカダイコンには体内のナトリウム排泄を促すカリウムが多く含まれています。血圧の上昇を防ぎたい方は塩分の摂取を抑え、カリウムを十分にとりたいものです。
（その他の主な栄養成分）：カルシウム・マグネシウム・鉄・ビタミンC

【サトウダイコン】

○アカザ科　○旬：夏〜秋

ロシア料理のボルシチには欠かせない野菜で、甜菜（てんさい）とも呼ばれています。日本の一般家庭ではあまり馴染みのない野菜ですが、野菜ジュースの原料として使われていることもあります。

サトウダイコンはその鮮やかな赤色が特徴です。この赤色色素ベタシアニンはほうれん草の根の赤い部分に含まれていますが、ごく一部の野菜にしか含まれていません。ベタシアニンは高い抗酸化作用があるといわれていて、体内で発生した過剰な活性酸素を抑制し、がんをはじめとする病気の予防に期待されています。

その他、サトウダイコンには葉酸が含まれています。葉酸は水溶性ビタミン（ビタミンB_{12}群の一種）に分類され、これが不足すると口内炎や潰瘍ができやすくなります。また葉酸はビタミンBとともに赤血球の生産を助けるので、貧血が気になる方にはおすすめです。それと同時に動脈硬化の原因にもなるホモシステインを分解するので動脈硬化を抑える働きもあります。ただし、葉酸は熱に弱いので、サトウダイコンを調理する際は軽くゆでてサラダや酢の物にするとよいでしょう。

（その他の栄養成分）：炭水化物・ナトリウム・カリウム

【小豆（アズキ）】

○マメ科　○旬：夏〜秋

小豆は古くから食用としてアジアを中心に栽培されてきました。日本ではもち米とともに炊いたり蒸したりしてつくる赤飯や、あんこの原料として用いられるお馴染みの豆です。特徴としてはカリウムを多く含むため、体内のナトリウムが過剰になるとその排出を促します。よって、高血圧の予防やそれに伴う心臓病の予防に有効です。

また、苦み成分サポニンが含まれているため、利尿作用や血圧を下げる作用、体内で発生した活性酸素を抑制する抗酸化作用があります。漢方では腎炎や脚気、栄養障害にみられる浮腫（むくみ）の改善に用いられますが、これもサポニンの作用と考えられます。鯉と一緒に煮込んで食べる〝赤小豆鯉魚湯〟はとても有名な薬膳料理の一つです。

小豆に含まれる色素成分アントシアニンの働きも無視できません。アントシアニンといえば目の機能向上や疲れ目の改善で有名ですが、近年では肝機能障害の改善や血栓をできにくくする作用があるともいわれています。また、たんぱく質を多く含んでいて栄養価が高く、その上に豊富な食物繊維も含まれています。食物繊維は腸内の善玉菌を活性化させ、便の量を増やし、腸内環境を整え、便秘の改善や予防に役立ちます。また鉄分を含むため、貧血の改善や予防も期待できるすばらしい食べ物です。

（その他の主な栄養成分）：ビタミンE・ビタミンB_1

【イチゴ】

○バラ科　○旬：冬〜春

イチゴといえばレモンと並ぶほどの豊富なビタミンCを含むことで知られている果物です。成人の一日のビタミンC所要量は一〇〇ミリグラム（厚生労働省ホームページ「第6次改訂日本人の栄養所要量」より）とされていますから、大粒のイチゴを六〜七個ほどを食べると一日に必要な量は摂取できるほどです。ビタミンCは、体内でコラーゲンの生成を助け、皮膚・粘膜、血管、骨などを丈夫にし、抵抗力を高めて病気にかかりにくくする働きがあります。また、メラニン色素の増加を防ぐ働きがあるため、しみの予防や美肌効果も期待されています。

さらにビタミンCには、抗酸化作用や血中の悪玉コレステロールを下げる作用、発がん物質の生成を抑える作用などもあります。その他、ビタミンCはストレスが生じたときの対応として分泌される副腎皮質ホルモン（コルチゾール、アドレナリンなど）の合成にも関わっています。わたしたちの体はストレスがかかると副腎皮質ホルモンを分泌し、その作用によって一時的に血糖値を上げ、心拍数を増やしストレスによるダメージを受けないように体を守っています。しかし、ビタミンCが不足すると副腎皮質ホルモンが十分に分泌されないため抵抗力が弱まるので、さまざまな病気にかかりやすくなるのです。わたしたちが生きている現代社会ではストレスにさらされない人はいません。ですから、普段からビタミンCを適度にとり、ストレスを受けてもそれに対応できる体に整えておくことが大切なのです。

（その他の主な栄養成分）：カリウム・カルシウム・マグネシウム・ビタミンE

【リンゴ】

○バラ科　○旬：秋～冬

〝リンゴが赤くなると医者が青くなる〟といわれるくらい、昔からリンゴはからだにとてもよい果物といわれます。

リンゴには、体内の余分なナトリウムを排出し、高血圧や心臓病の予防に役立つカリウムをはじめ、抗酸化作用によりガンや生活習慣病を予防するといわれるβカロテンが含まれています。また、リンゴに含まれるリンゴ酸やクエン酸は、疲労の原因物質といわれる乳酸を分解し疲労回復に効果的です。さらに、水溶性食物繊維ペクチンの整腸作用により腸内環境を整え、コレステロールの吸収を抑えまた排出を促すため、生活習慣病の予防にも働きかけます。食物繊維が不足すると便通が悪くなり痔や大腸ガンの原因にもなりやすいのでその予防にも役立ちます。

（その他の主な栄養成分）：銅・マンガン・ビタミンC

【ザクロ】

○ザクロ科　○旬：秋

赤く割れた外皮から覗くルビー色の果肉は透明感がありとても美しく、日本や中国では観賞用の庭木としても馴染みの深い植物です。

ザクロの果汁には色素成分アントシアニンが含まれていて、目や肝臓の機能を向上させるとともに、抗酸化作用によりさまざまな病気の予防や血圧の安定、生活習慣病の予防に役に立っています。また、種子からは女性ホルモンのエストロゲンと同じ分子構造をもつ植物性エストロゲンが発見されたため、更年期障害の緩和や乳ガン、前立腺ガンの予防が期待されているところです。

その他、ザクロにはパントテン酸というビタミンB群の仲間も含まれています。パントテン酸はあまり聞きなれないビタミンですが、広く食品に含まれていて、たんぱく質、糖質、脂質の代謝を助けます。普通の食生活をしている人では欠乏する心配はまずありませんが、偏食や激しいダイエットなどで栄養失調になると不足することがまれにあります。不足すると毛髪にツヤがなくなったり白髪が増えることがあり、また、免疫力が低下するため風邪などに感染しやすくなります。

（その他の主な栄養成分）：亜鉛・ビタミンB_6・ビタミンC

【スイカ】

○ウリ科　○旬：夏

果肉の約九〇％以上が水分なので栄養価に乏しいと思われがちですが、ビタミンCやβカロテンが豊富に含まれています。βカロテンの含有量は緑黄色野菜の量に匹敵するほどで、特に赤肉種の方が黄肉種よりも多いとされています。

また、スイカに多く含まれるカリウムは体内の水分調整やナトリウムのバランス調整にも働きかけ、むくみや高血圧を予防する効果があります。さらに赤色色素成分リコピンは抗酸化作用があり、老化やがん細胞の抑制、紫外線による害を防ぐなどの効果もあります。

その他イノシトールというビタミン様成分も含まれています。イノシトールは脂質代謝の促進を通して脂肪肝の予防に効果を発揮するといわれています。

（その他の主な栄養成分）：マグネシウム・ビタミンB_6

【赤ワイン】

毎日適量のワインを飲むと健康によいといわれています。世界保健機関（ＷＨＯ）の調査では、フランス人とアメリカ人の食事に関する習慣や食べ物の内容に大きな違いはないそうですが、心筋梗塞による死亡率がフランス人はアメリカ人に比べてずっと低いという興味深い結果が出ました。その原因はフランス人が赤ワインを飲む習慣があるからだといわれています。ちなみにフランスは心筋梗塞のみならず、心臓病死亡率が世界で一番低い国でもあります。

赤ワインには、色素成分アントシアニンや苦み・渋み成分のタンニンやカテキンなどのいわゆるポリフェノールが多く含まれていて、その抗酸化作用が心筋梗塞をはじめとする心臓病の発生を減少させていると考えられています。赤ワインは健康によいお酒として近年大変人気がありますが、どんなに体によいからといっても飲みすぎはよくありません。飲む量は程々に。毎日一〇〇ミリリットル前後、小さめのグラス1杯ぐらいが適量だとお勧めします。

(その他の主な生理機能成分)‥レスベラトロール

【紅茶】

紅茶は緑茶やウーロン茶と同じ茶の木から摘んだ葉を発酵・乾燥させたものです。紅茶にはカテキンが含まれています。カテキンはがんや生活習慣病の原因とされる活性酸素の発生を抑える抗酸化作用や、食中毒や風邪などの感染症を予防する殺菌作用や抗ウイルス作用があるといわれる話題の成分です。さらに、虫歯の予防や口臭予防効果もあるといわれています。その他にもカテキンには血糖値や中性脂肪の上昇を抑え、高血圧を予防・改善する効果があることも知られています。

また、紅茶にはカフェインが多く含まれています。仕事や勉強で疲れた時や眠気を抑えたいときに紅茶を飲むとスッキリした気分になるのは、カフェインの覚醒作用によるものです。カフェインは脳の中枢神経を興奮させる働きがあります。また、カフェインには利尿作用もありますが、強い利尿作用なので大量に摂ると脱水を招くこともあるといわれます。いずれにしても摂り過ぎには注意が必要です。

その他、紅茶にはポリフェノールが含まれています。ポリフェノールは苦み・色素成分で、細胞のがん化を防止したりコレステロールを減らしたりする抗酸化作用があるため、がんや動脈硬化の予防、糖尿病や高血圧などの生活習慣病の予防に効果があるとされています。

さらに、紅茶には必須ミネラルの一つであるマンガンが含まれています。マンガンは骨にカルシウムが沈着するのを助ける働きがあり、欠乏すると骨がもろくなります。また、インスリンや甲状腺ホルモンなどの生成や、糖や脂質の代謝に働きかけるホルモンの構成にも関わり、体の営みをサポートしています。

（その他の主な栄養成分）：カリウム・カルシウム・マグネシウム・ビタミンK

⑵黄色

黄色の野菜や果物にはトウモロコシ、じゃがいも、黄色のサツマイモ、大豆、カボチャ、レモン、みかんなどがあります。黄色の野菜にはカロテンやビタミンCが多いのが特徴です。

【トウモロコシ】

○イネ科　○旬：夏～秋

トウモロコシの種類は多く、またその種類によって黄色、紫色、白色などのものがありますが、食卓では黄色のものをよく見かけるため、黄色の食材の中に入れました。

トウモロコシは調理して食べる他に、油（コーン油）やでんぷん（コーンスターチ）などに加工され、またバーボンや発泡酒などの原料としても利用されています。

トウモロコシに多く含まれる黄色の色素成分はゼアキサンチンといわれ、カロテノイドに属します。ゼアキサンチンは、皮膚や粘膜を強くし、疲れ目を予防・改善します。紫外線や老化による目の病気を防ぎ、健康に保つ働きもあります。また、トウモロコシにはクリプトキサンチンという色素も含まれています。近年、クリプトキサンチンのがん予防効果を示唆するデータが整いつつあるということで注目されている色素成分です。

トウモロコシには食物繊維も多く含まれています。食物繊維は便秘の予防や改善に有効で、便秘に伴う痔や大腸がんの予防にも効果的です。また、コレステロールなどの脂質の吸収を抑制し、排出を促進します。さらに、糖の吸収を緩慢にするので、血糖値の急激な上昇を抑えるなど生活習慣病の予防に役立ちます。

その他にもトウモロコシにはビタミンB_1などのビタミン類も含まれています。ビタミンB_1の働きは、体内で糖質がエネルギーに変わるのを助けるとともに、中枢神経や末梢神経を正常に保つ働きがあります。ビタミンB_1が不足すると疲れやすくなり、集中力がなくなります。最も代表的なビタミンB_1の欠乏症として脚気（かっけ）があります。脚気は末梢神経障害をきたす病気で、ひどくなると心不全にいたることもあります。

ちなみに、中国伝統医学ではトウモロコシの毛（雌花の長い花柱）は漢方薬（玉米鬚）として用いられ、利尿、血圧降下、胆汁分泌促進の薬とされています。

（その他の主な栄養成分）：たんぱく質・炭水化物・脂質・ビタミンB_2

【ジャガイモ】

○ナス科　○旬：春

ジャガイモは世界中でよく食べられる芋類で、日本では馬鈴薯（バレイショ）ともよばれています。ビタミンCが豊富で、品種などで多少の差がありますがその量は一〇〇グラム中に一五〜四〇ミリグラムほど含まれています。ジャガイモのビタミンCはでんぷんに包まれているため、熱に強く保存がきくというのが大きな特徴です。ビタミンCは体内でコラーゲンが生成されるときに不可欠なビタミンで、不足するとコラーゲンが十分に作られません。また、ビタミンCはコルチゾールやアドレナリンなどの抗ストレスホルモンといわれる物質の合成も助けるので、ストレス社会といわれる中で生活しているわたしたちには積極的に摂りたいビタミンの一つです。

また、ジャガイモの注目すべき特徴にそのカロリーがあります。ジャガイモは糖質（炭水化物）が主体のため太ると誤解されることがありますが、カロリーは一〇〇グラム当たり約七〇キロカロリーしかありません。ご飯一〇〇グラムが約一六八キロカロリーといわれますから、その約半分のエネルギー量しかありません。満腹感を味わいながら適量の糖質が摂れ、しかもカロリーは少なくビタミンCを多く含むとなれば、ジャガイモはまさに美容食といえるのではないでしょうか。

（その他の主な栄養成分）：たんぱく質・カリウム・ナイアシン

【サツマイモ】

○ヒルガオ科　○旬：秋〜冬

サツマイモの種類は多く、種類によっては紫色をしたものや黄白色のもの、オレンジ色に近い色をしたものまでさまざまです。ここでは、黄白色をしたものや、皮は紫色で中は黄白色のものをとりあげ、黄色の食材として紹介します。

サツマイモはビタミンCが多く、ビタミンD・Kを除くほとんどのビタミン類を含み、食物繊維も多く含みます。そのうえにカロリーが米や小麦に比べると低いことから、美容食としても活用したい食材です。サツマイモのビタミンCは加熱にも強く破壊されにくいので、さまざまな調理法でおいしく食べられます。

ビタミンCにはメラニン色素の沈着を抑え、しみやそばかすの発生を抑える効果が期待されています。また、コラーゲン合成を高める働きもあるため、美しい肌を保つには必要なビタミンの一つです。また黄色味が多いサツマイモほどβカロテンも豊富です。βカロテンには抗酸化作用や皮膚や粘膜を正常に保つ働きがあります。

（その他の主な栄養成分）：たんぱく質・炭水化物・カリウム・葉酸

【カボチャ】

○ウリ科　○旬：春と冬

カボチャの種類は、日本カボチャ、西洋カボチャ、そしてズッキーニに代表されるペポカボチャがあります。現在日本の一般家庭では、西洋カボチャが多く使われています。日本では昔から冬至にカボチャを食べるという習慣がありますが、ビタミン類が不足しがちな冬場にビタミンA・Cを多く含むカボチャを食べることは、健康を守るうえで理にかなったことです。

ビタミンAには皮膚や粘膜を丈夫にし、正常に保つ働きや免疫力を維持する働きがあります。皮膚が乾燥しやすく、カゼなどの感染症にかかりやすい冬場は特に意識して摂りたいものです。ビタミンAは油と一緒に摂ると吸収率が高まるので、天ぷらや炒め煮などにして食べるのもよいでしょう。

また、カボチャにはビタミンEが多く含まれています。西洋カボチャに含まれるビタミンEの量は、野菜の中ではトップクラスに数えられるほどです。ビタミンEには、血中コレステロールの酸化を防ぎ、血行をよくし、血管の若さを保つ働きがあります。よって生活習慣病の予防には有効とされています。

さらに、カボチャに含まれる豊富な食物繊維にも注目したいものです。食物繊維は腸内の善玉菌の増殖を促進するため、腸内環境を整えることから便秘の予防になります。また、食物繊維は血中のコレステロールを排出するので、動脈硬化や糖尿病などの生活習慣病やがんの予防にもつながります。

このようなさまざまなビタミン類や食物繊維が豊富なカボチャは、冬至に限らず年中食べたい野菜の一つです。

（その他の主な栄養成分）：炭水化物・ビタミンB_2

【大豆（ダイズ）】

○マメ科　○旬：秋

大豆は古くから日本人にはなじみが深く、豆腐、味噌、醤油、納豆などに加工して食べられてきました。たんぱく質の量が他の豆類よりも多いことから〝畑の肉〟ともよばれています。その他、ビタミンB群・E・ミネラル類や脂肪が豊富に含まれているので、バランスのとれた食材といえます。

最近大豆に含まれるイソフラボンが話題になりました。イソフラボンには女性ホルモンに似た働きがあり、更年期障害の症状緩和や、骨からカルシウムが溶け出すのを防ぐため骨粗鬆症を予防します。

また、大豆に含まれるリン脂質の一種であるレシチンは、細胞膜の材料となり、血管壁へのコレステロール付着を防ぎ動脈硬化の抑制や神経伝達物質の働きを助けることから、記憶力や集中力を高める効果があるといわれます。

また、大豆に含まれる大豆オリゴ糖は、腸内の善玉菌の代表であるビフィズス菌のエサになるので腸内環境が良くなり、便秘の予防や解消など、腸の働きを整えます。

（その他の主な栄養成分）：たんぱく質・カリウム・鉄・ビタミンE・ビタミンB_1

【レモン】

○ミカン科　○旬：三月〜九月

レモンといえばビタミンCといわれるくらい、多くのビタミンCを含んでいます。ビタミンCはストレスがかかったときに抗ストレス作用として分泌されるコルチゾールやアドレナリンの合成を助ける働きがあります。また、しみの原因になるメラニン色素の沈着を防ぎ、コラーゲンの生成を助けることから、女性の美肌作りに注目のビタミンです。また、ビタミンCには抗酸化作用もあり、動脈硬化をはじめとする生活習慣病の予防も期待されています。

さらにレモンの酸っぱさのもとであるクエン酸の疲労回復作用はよく知られていますが、それだけではなくクエン酸にはカルシウムの吸収率を高める作用があるので、骨粗鬆症の予防にもつながるとされています。また、レモンのさわやかな香りは自律神経の興奮を抑え、気分をリフレッシュさせるのに効果的です。

（その他の主な栄養成分）：カリウム・カルシウム・マグネシウム・βカロテン

【パイナップル】

○パイナップル科　○旬：通年（フィリピン）

パイナップルは多汁で芳香があり、程よい甘さとさわやかな酸味が特徴です。食べたときに舌や口に刺激を感じることがありますが、これはパイナップルに含まれる消化酵素の一つであるブロメリンが舌や口の粘膜を刺激するからです。このブロメリンはたんぱく質を分解し、消化を促進するので、腸内環境を整えます。ただし、ブロメリンは熱に弱く六〇度以上で加熱すると消えてしまいます。ブロメリンの作用を期待してパイナップルを食べるのであれば、缶詰ではなく生食がよいでしょう。

その他にも、パイナップルにはミネラルの一種であるマンガンが含まれています。マンガンは骨の形成に関わっていて、骨の石灰化には不可欠なミネラルです。また、マンガンはインスリンや甲状腺ホルモンなどの生成にも必要で、さまざまな面で健康な体作りを支えています。

（その他の主な栄養成分）：カリウム・マグネシウム・ビタミンB_1・ビタミンC

【バナナ】

○バショウ科　○旬：通年（フィリピン）
実際食べる果肉の部分は薄い黄白色をしていますが、皮が鮮やかな黄色をして、バナナといえば多くの方が黄色を連想されるのではないかと思い黄色の食材に入れました。

バナナは炭水化物（糖質）が多く、消化吸収されやすいブドウ糖・果糖・ショ糖がバランスよく含まれていて、体内に入るとすばやくエネルギーに変換されることから、スポーツ選手の手軽なエネルギー補給や受験生のおやつ、食事がわりにも使われています。

バナナには多くのカリウムが含まれています。カリウムは体内の過剰なナトリウムを排泄しバランスを調整する働きがあるので、高血圧や心臓病の予防に役立ちます。

また、バナナにはビタミンB_6が含まれています。ビタミンB_6はたんぱく質の代謝には欠かせないビタミンです。ビタミンB_6の不足からたんぱく質の代謝がうまくいかないと、肌荒れや湿疹、口内炎などがおこりやすくなり、さらに、女性ホルモンの分泌にも影響することから、月経前症候群を引き起こすこともあるといわれます。このビタミンB_6は腸内細菌によってもつくられますが、抗生物質を長く使っているとうまく合成されないことがあるので、意識して摂るようにするとよいでしょう。

バナナといえば太りやすいと思われがちですが、カロリーは一本で約九〇キロカロリーと意外に低く、これはご飯の約半分のカロリー量です。さらに食物繊維が多いことから腸内環境を整え、便秘の予防や改善に役立ちます。

（その他の主な栄養成分）：マグネシウム・βカロテン・ビタミンC

【数の子】

○ニシンの卵

子孫繁栄を願ってお正月のお節料理には欠かせない数の子は、〝黄色いダイヤ〟とよばれています。

数の子にはたんぱく質や脂質の他に鉄、亜鉛などの微量ミネラルも含まれています。亜鉛は大量に摂取すると中毒をおこすことがあるので心配される方もいますが、普段の食生活で過剰摂取になることはなく心配や危険はありません。むしろ、加工食品やインスタント食品を食べる機会が多い現代の食生活では、亜鉛不足になりがちだといわれています。それは、これらの食品に多く含まれる添加物が亜鉛の吸収を妨げることがあるからです。また、極端なダイエットによる偏った食生活をしている人や、過度の飲酒も亜鉛不足になりがちです。亜鉛不足になると、味覚障害や傷の回復が遅れ、皮膚や髪、爪などの健康が損なわれます。

さらに、数の子にはビタミンEが豊富に含まれます。わたしたちの体内では絶えず活性酸素が発生していて、細胞膜や脂肪を酸化させています。ビタミンEはその活性酸素を除去する作用、いわゆる抗酸化作用があります。これは血中を流れているコレステロールの酸化を防ぎ、血行を促進して血管の若さを保ち、心筋梗塞や脳卒中などの予防にも期待されるところです。

【ショウガ】

○ショウガ科　○旬：夏

日本では季節を問わず薬味や漬物としてよく使われています。栄養素としては体内のナトリウム量を調整するカリウムや少量のビタミンC等が含まれます。独特の香りをもつショウガオールには抗酸化作用や食欲増進、抗菌、殺菌などの作用や、発がん物質を無毒化する機能を高める作用があります。また、辛味成分ジンゲロンには血液の循環をよくし、それに伴い体温を上げる働きや発汗作用があると考えられているため、冷え性の改善やかぜの症状を緩和するのにも用いられます。

（その他の主な栄養成分）：カルシウム・マンガン・βカロテン

⑶緑色

緑色の食材といえばキャベツやほうれん草などの葉野菜を思い浮かべる方は多いと思います。これらの野菜は各種ビタミン類や食物繊維を豊富に含んでいて、どれもお勧めの食材です。葉野菜を中心に緑の食材をご紹介します。

【キャベツ】

○アブラナ科　○旬：冬〜春

キャベツの消化促進作用は、古代ギリシャやローマ時代から注目されていたということですから驚きです。現代ではその作用が〝ビタミン様物質〟の一つ、ビタミンUによるものだということが分かっています。このビタミン様物質は、ビタミン類と同じように働く物質ですが、体内でも合成できるものです。ビタミンUはキャベツから発見されたので、キャベジンともよばれています。ビタミンUには胃酸の分泌を調整し胃壁の粘膜を丈夫にして、胃・十二指腸潰瘍の予防や改善をする働きがあることが知られています。

その他キャベツには、ビタミンCが多く含まれています。ビタミンCの働きの一つである抗酸化作用は、発がん物質を抑制し、白血球の力を高めて風邪などを予防します。また、コラーゲンや抗ストレスホルモンといわれるコルチゾールやアドレナリンの合成を助ける働きもあります。しかし、ビタミンCは熱や空気に弱く水に溶けやすいという弱点があるので、手早く調理するようにしましょう。ビタミンCの不足は歯茎や皮下の出血や壊血病をまねきます。

（その他の主な栄養成分）：カリウム・βカロテン・カルシウム・ビタミンK

【ほうれん草】

○ほうれん草属　○旬：冬

ほうれん草はその濃い緑色からイメージされるとおり、栄養価の高さでは緑黄色野菜の中では群を抜いています。なかでもβカロテンの量は多く、一〇〇グラム中に約四二〇〇マイクログラムが含まれています。βカロテンは緑黄色野菜などに含まれる色素成分で、体内で効率よくビタミンAに変換されます。鶏や豚のレバーなど動物性食品にもビタミンAは多く含まれていて摂取率もよいのですが、動物性脂質も一緒に摂ってしまうことから、コレステロールなどが気になる方にはほうれん草のβカロテンからビタミンAを摂るのがおすすめの方法です。

βカロテンはそれ自体に抗酸化作用があります。また、目や粘膜の健康をも守るので、老化が気になる方や生活習慣病の予防のために積極的に摂りたい成分です。このβカロテンは油脂とともに摂ると吸収率が高まるので、油炒めやオイルドレッシングを使って食べるとよいでしょう。

また、ほうれん草には多くの鉄が含まれています。鉄は全身に酸素を運ぶ赤血球のヘモグロビンを構成する重要な成分です。鉄が不足すると鉄欠乏性貧血を招く原因になります。成長期の子どもや妊娠中の方、授乳期の方、月経の重い方などは意識して摂るとよいでしょう。

ただし、ほうれん草などの植物性食品の鉄はレバーなどの動物性のものに比べると吸収しにくいという難点がありますが、ビタミンCと一緒に摂るとその吸収率は上がります。ほうれん草はビタミンCが豊富に含まれているので、その点でもすばらしい食材といえるでしょう。

（その他の主な栄養成分）：カリウム・ビタミンE

【セロリ】

○せり科　○旬：秋〜春

オランダミツバともよばれるセロリは、ヨーロッパで古くから整腸剤、香料として使われていたようです。その独特の香りは香り成分によるもので、神経を穏やかに保つとされます。特にアピオイルは独特の強い香りで胃の働きを活発にするので消化促進にも有効です。

また、セロリには水溶性の色素成分フラボノイドの一種であるアピゲニンが含まれています。フラボノイドには多くの種類がありますが、いずれも強い抗酸化作用があり、がんの予防や動脈硬化の予防が期待されています。ただし、フラボノイドは水溶性のため、セロリを煮たり茹でたりすると煮汁に溶け出してしまいます。ですから、生でサラダにする他に煮汁ごと食べられるスープやシチューなどにして食べるとよいでしょう。

（その他の主な栄養成分）：カリウム・βカロテン・ビタミンB_1・ビタミンB_2・ビタミンC

【ブロッコリー】

○アブラナ科　○旬：冬〜春

通常わたしたちが食べているのはつぼみの集まりで、栄養がしっかり蓄えられている部分です。特にビタミンCは豊富でレモンの約一・二倍もあり、ほうれん草やキャベツよりもはるかに多いということですから驚きです。

また、ブロッコリーにはカリウムが多く含まれています。カリウムはミネラルの一種で、ナトリウムとともに細胞内外の浸透圧の維持に関与しています。体内のナトリウムが過剰になると血圧が上がりますが、カリウムを摂るとナトリウムの排泄を促し、よって血圧の上昇を抑えます。血圧上昇や心臓病、脳血管障害が気になる方には塩分を控えめにしてカリウムを多く含むブロッコリーなどの野菜を十分摂ることをおすすめします。ただし、カリウムは調理損失が大きいので、スープやシチューなどにして煮汁ごと食べるようにするとよいでしょう。

(その他の主な栄養成分):βカロテン・ビタミンB_1・ビタミンB_2・ビタミンC

【キュウリ】

○ウリ科　○旬：夏〜秋

夏野菜の代表として思い浮かべる方も多いはずです。キュウリはその約九五%が水分であるため栄養価に乏しい野菜と思われがちですが、体内のナトリウムバランスを調整するカリウムやβカロテンが豊富に含まれています。また高い利尿効果があるイソクエルシトリンという成分が含まれていてむくみをとる作用があります。
（その他の主な栄養成分）：銅・ビタミンE・ビタミンC

【レタス】

○キク科　○旬：夏

レタスはサラダや料理の付け合せ、お弁当の彩りなどによく使われる野菜の一つです。玉レタスと葉レタスがあり、葉レタスの代表ともいえるサニーレタスはビタミン類やカリウムなどの含有量が多く、βカロテンは玉レタスの約八倍の量が含まれるといわれます。

また食物繊維も含んでいるので、整腸作用や生活習慣病の予防や改善にも役立ちます。食物繊維は腸内で善玉細菌のエサになるため腸内環境を整えます。さらに、コレステロールなどの脂質の吸収を抑え排出を促すので動脈硬化の予防につながり、ブドウ糖の吸収を穏やかにすることから糖尿病の予防にもなります。
（その他の主な栄養成分）：カルシウム・ビタミンE・ビタミンC

【アスパラガス】

○ユリ科　○旬：春〜夏

アスパラガスの種類では、グリーンアスパラガスとホワイトアスパラガスが一般的です。これらの違いは、グリーンアスパラガスは日光に当てて栽培するのに対して、ホワイトアスパラガスは盛り土をして日光に当てないように土の中で栽培されたものです。βカロテンやビタミンCはグリーンアスパラガスの方が多く含まれています。

アスパラガスの穂先にはルチンが含まれています。ルチンは色素成分であるフラボノイドの一種です。ルチンはビタミンCとともに働き、毛細血管を丈夫にして動脈硬化の予防や高血圧の改善を促すのに有効です。ただし、水溶性のため茹でると茹で汁に溶け出してしまうので、スープやシチューなどにして煮汁ごと食べるとよいでしょう。

（その他の主な栄養成分）：カリウム・ビタミンE・ビタミンB_2

【ピーマン】

○ナス科　○旬：夏

ピーマンには赤ピーマンや色とりどりのパプリカなどの種類がありますが、ここでは緑ピーマンをとり上げます。ピーマンには豊富なβカロテンとビタミンCが含まれます。これらはともに、体内に発生した活性酸素を撃退する抗酸化作用があり、がんや生活習慣病の予防として働きかけます。βカロテンは油脂とともに摂ると吸収率が高まります。また、ピーマンのビタミンCは加熱しても葉野菜ほど失われないという特徴があるので、油炒めに最適の野菜です。

（その他の主な栄養成分）：カリウム・マグネシウム・ビタミンE

【モロヘイヤ】

○シナノキ科　○旬：夏

主産地の一つであるエジプトでは、栄養価の高い野菜として古代より珍重されてきました。中でも強い抗酸化作用や、皮膚や粘膜の健康維持に役立つといわれるβカロテン量はニンジンを上回り、体内のナトリウムバランスを保つカリウムや骨や歯の主成分となるカルシウムも豊富に含んでいます。

モロヘイヤは刻むとヌルヌルしたものが出てきますが、これはムチンという成分によるもので、サトイモやオクラにも含まれています。ムチンは主に糖質とたんぱく質が結合されたもので、水溶性の食物繊維の一種です。ムチンは胃壁を保護しコレステロールや糖分が腸内で吸収されるのを防ぐとともに、肝機能や腎機能を活性化させ細胞を若返らせる働きがあるといわれます。

（その他の主な栄養成分）：ビタミンE・ビタミンC

【そら豆】

○ソラマメ科　○旬：春〜冬

そら豆はエダマメ同様にビールのおつまみとしてお馴染みの豆で、ビタミン類が豊富に含まれています。その中でもビタミンB_2は、脂肪がエネルギーに変換されるのに重要な働きをします。これが不足すると脂肪が燃焼しにくく蓄積されやすくなるので太りやすくなるといわれています。また、脂肪がうまくエネルギーに変換できないので、疲れやすく、やる気が出ないなどの体の不調があらわれやすくなります。更に、ビタミンB_2は、皮膚や粘膜、髪、爪などを健康な状態に保つのに不可欠なビタミンです。不足すると肌荒れや口内炎、口角炎、目の炎症などを引き起こすこともあります。

その他、そら豆には多くの食物繊維が含まれているので便秘の予防や改善、腸内環境を整えコレステロールなどの排出を促し、がんや動脈硬化、糖尿病の予防にも役立ちます。

（その他の主な栄養成分）：カリウム・鉄・ビタミンE・ビタミンB_1

⑷白色

白色の食品は野菜だけではなく穀類、乳製品などさまざまな種類があります。

【カリフラワー】

○花キャベツ科　○旬：冬〜春

通常、つぼみの部分を食用として使っています。カリフラワーには豊富なビタミンCが含まれています。ビタミンCは熱や空気に弱く調理損失が大きいビタミンですが、カリフラワーに含まれるビタミンCは、加熱しても壊れにくいという特徴があります。ビタミンCはシミの原因になるメラニン色素の合成を抑えることでよく知られています。その他にも体内でのコラーゲン生成に不可欠なビタミンで、さらに強い抗酸化作用ももちます。その上、ビタミンCには抗ストレス作用があるといわれるので、ストレスが多い方は意識して摂るとよいでしょう。

（その他の主な栄養成分）：カリウム・βカロテン・ビタミンB_1・ビタミンB_2

【大根】

○アブラナ科　○旬：冬

わが国最古の歴史書といわれる〝日本書記〟にも於朋泥（おほね）の名で記されていました。大根は古くから日本人には親しまれていた野菜の一つです。大根にはジアスターゼなどの消化酵素が豊富に含まれています。ジアスターゼはでんぷんの加水分解を促進するので、ごはんやお餅と一緒に摂ると胃もたれや胸やけを防ぎ胃の負担を軽くします。

また大根には、アブラナ科の野菜がもつ辛み成分メチルメルカプタンが含まれていて、その作用は血栓ができるのを防ぎ、またがんを予防するともいわれています。その他、体内の過剰なナトリウムの排泄を促すカリウムも多く含まれています。高血圧や心臓病、脳血管障害が心配な方にはカリウムを十分にとることが大切です。その他、あまり知られていませんが大根にはカルシウムも含まれています。カルシウムは必須ミネラルの一つで、骨や歯を丈夫にする働きや神経の興奮を抑えるなどの作用があります。

（その他の主な栄養成分）：マグネシウム・葉酸・ビタミンC

【レンコン】

○スイレン科　○旬：冬

レンコンに穴があることから、先がよく見え、〝先の見通しがよい〟〝縁起が良い〟と、お正月のお節料理には欠かせない食材の一つです。

レンコンには必須ミネラルのマンガンが含まれています。マンガンは骨にカルシウムが沈着するのを助ける働きをします。マンガンが不足すると骨がもろくなるので、成長期の子どもには欠かせないミネラルです。また、マンガンは体内に発生した活性酸素を中和する抗酸化酵素の材料になり、体の酸化を防ぎます。

さらに、レンコンにはビタミンB群の一種であるパントテン酸が入っています。パントテン酸は、三大栄養素である炭水化物（糖質）・脂質・たんぱく質の代謝を助けるとともに、善玉コレステロールを増やす作用があるので動脈硬化を防ぎます。さらにパントテン酸は副腎から分泌される抗ストレスホルモンといわれるコルチゾールの生成に関わっているビタミンです。パントテン酸は多くの食品に含まれる上に腸内細菌によっても合成されるので不足することはあまりありませんが、過激なダイエットや偏食、極度のストレスなどにより腸内細菌による供給量が減り不足することがまれにあります。そのような時には意識して摂るように心がけましょう。

さらに、レンコンには多くの食物繊維が含まれているので、コレステロールを排出し、動脈硬化、糖尿病、がんなどを予防します。

（その他の主な栄養成分）：炭水化物・カリウム・ビタミンC

【マッシュルーム】

○ハラタケ科

マッシュルームには、かさの色が茶色をしたものやクリーム色のものもありますが、ここでは白色のホワイトマッシュルームを取り上げます。

マッシュルームには脂質の代謝を助け、過酸化脂質を分解して体の酸化を防ぐビタミンB_2が豊富に含まれています。その他に、グルタミン酸が含まれています。グルタミン酸はアミノ酸の一種で、うま味成分としてよく知られています。グルタミン酸には細胞の再生を促進する働きがあるともいわれています。

また、マッシュルームにはカリウムが豊富に含まれています。カリウムは必須ミネラルの一つです。その主な働きは、体内の余分なナトリウムの排泄をうながし、体内のナトリウムバランスを調整します。高血圧や心臓病、脳血管障害が気になる方は、塩分を控えた食事としっかりカリウムを摂ってもらいたいものです。ただし、カリウムは調理損失が大きいので、水に溶け出たものまで全部摂取できるスープやシチューにして摂るとよいでしょう。

さらに、マッシュルームにはカリウムと同じく必須ミネラルの一つである銅が含まれています。銅は鉄の吸収をよくする働きや、メラニン色素をつくるために必要な酵素にも不可欠なミネラルです。銅が不足するとヘモグロビンがうまく合成できないので貧血をおこすことがあり、また、メラニン色素が少なくなり髪や皮膚が脱色したようになります。

（その他の主な栄養成分）：リン・ビタミンD

【牛乳】

牛乳にはカルシウムやたんぱく質、脂質などがバランスよく含まれています。

カルシウムはミネラルの一つで骨や歯の形成には無くてはならないものです。体内のカルシウムの約九九％は骨と歯に蓄えられているといわれており、これらを丈夫に保っています。残りの約一％のカルシウムはおもに血液中にあり、神経の働きをスムーズにして興奮を抑える働きなどさまざまな生理機能にかかわっています。血液中のカルシウムが不足すると、それを補うために骨に蓄積されているものが使われるので、骨がもろくなります。

また、牛乳には良質のたんぱく質が含まれています。たんぱく質は人間の体を作る材料となるもので、不足すると体力が低下し貧血や血管壁の弱化、発育障害などを引き起こすこともあります。

（その他の主な栄養成分）：脂質・ビタミンA・ビタミンB_2

【ヨーグルト】

牛や水牛、羊などの乳を乳酸菌で発酵させたもので、日本では通常、牛の乳からつくられたものがほとんどです。含まれる栄養素も牛乳と同じくたんぱく質や脂質、カルシウムなどがバランスよく含まれていて、しかも発酵により吸収されやすくなっています。

ヨーグルトには乳酸菌が含まれています。乳酸菌は腸内の有用菌を増やし腸内細菌のバランスを整え、これによって便秘の予防や改善、腸内の有害物質の発生を抑えるので、動脈硬化やがんの予防にも期待されています。

（その他の主な栄養成分）：ビタミンA、ビタミンB_2

【豆腐】

豆腐は原料のダイズを最も吸収しやすい形にした加工食品で、たんぱく質や脂質などの栄養が豊富に含まれています。たんぱく質やミネラルが多いのは木綿豆腐で、ビタミンB_1などが多いのは絹ごし豆腐です。

たんぱく質は体を作る大切な材料で、筋肉、内臓、皮膚、血液中の細胞、ホルモン、酵素など全てたんぱく質で作られています。また、一部はエネルギー源としても使われ、たんぱく質一グラムで約四キロカロリーのエネルギーがあります。たんぱく質が不足すると、血管の弾力性が失われ、赤血球の細胞がうまく生成されなくなり貧血をおこすこともあり、成長期の子どもであれば発育障害を招くこともあります。

また、豆腐に含まれるミネラルにはカルシウム、マグネシウム、鉄、亜鉛、カリウムなど種類も豊富で、木綿豆腐の場合、カルシウムは一〇〇グラム中約一二〇ミリグラムも含まれています。

また、ビタミン類も豊富で、ビタミンB_1、B_2などが含まれています。ビタミンB_1の働きは、体内で糖質がエネルギーに変わるのを助けるとともに、中枢神経や末梢神経を正常に保つ働きがあります。ビタミンB_1が不足すると糖質がうまくエネルギーに変換されないので、乳酸などの疲労物質がたまり疲れやすくなります。また、最も代表的なビタミンB_1の欠乏症として脚気があります。脚気は末梢神経障害をきたす病気で、ひどくなると心不全にいたることもあります。

その他、ビタミンB_2は皮膚や粘膜、髪、爪などを健康な状態に保つのに不可欠なビタミンです。不足すると肌荒れや口内炎、口角炎、目の炎症などを引き起こすこともあります。さらにビタミンB_2は脂質がエネルギーに変換される際に必要なビタミンです。これが不足すると脂質がエネルギーとして燃焼しにくくなるので、太りやすくなるといわれます。さらに、ビタミンB_2には抗酸化作用があり、体内で脂肪が酸化してできる過酸化脂肪を分解します。

（その他の主な栄養成分）：脂質・炭水化物・ビタミンE

【米】

米にはいくつかの種類がありますが、日本で通常食べられているのはジャポニカ米といわれる種類で、粒は丸く短めで粘り気があります。

米の主成分は糖質（炭水化物）で、体のエネルギー源として働きます。特に脳は糖質しか利用できないので、一日のスタートに朝ごはんを食べて脳にエネルギーを補給することは大切なことです。ダイエット中でも炭水化物が不足しないように注意するとともに、ビタミンB_1を一緒にとって、糖質が効率よくエネルギーに変換できるように工夫するとよいでしょう。

また、米にはミネラルの一種である亜鉛も含まれています。亜鉛は細胞が新しく生まれる際に大切な働きをしているので、不足すると皮膚や髪などの健康が保てなくなります。また、亜鉛不足は味覚障害や免疫力の低下などを引き起こすことがあります。亜鉛は大量摂取すると中毒をおこすことがありますが、通常の食生活ではまずその心配はありません。かえってインスタント食品や加工食品の摂り過ぎから亜鉛が不足することがあるので、意識して摂るようにするのがよいでしょう。

（その他の主な栄養成分）：たんぱく質・脂質・ビタミンB_1

【かんぴょう】

かんぴょうは、ウリ科の植物である夕顔の実を薄く長く紐状にむいて乾燥させたもので、多くの食物繊維が含まれています。食物繊維には不溶性のものと水溶性のものがありますが、かんぴょうには水に溶けにくい不溶性のものが多く含まれています。不溶性の食物繊維の主な働きは、繊維質に水分を含ませて排便を促し、便秘の予防や改善、痔や大腸ガンを防ぎます。また、満腹感が得られるので、肥満の予防や改善にも利用できます。

その他、かんぴょうにはミネラルの一種であるマンガンやカリウムが含まれています。マンガンは骨にカルシウムが沈着するのを助ける働きがあり、欠乏すると骨がもろくなります。また、体内の活性酸素を中和する抗酸化酵素の材料にもなります。さらに、インスリンや甲状腺ホルモンなどの生成や、糖や脂質の代謝に働きかけるホルモンの構成にも関わる働きをしています。一方カリウムは体内の余分なナトリウムの排泄を促し双方のバランスを保ちます。これによってナトリウムの過剰による血圧の上昇やそれに伴う心臓病や脳血管障害を防ぎます。ただし、カリウムは調理損失が大きく水に溶け出してしまうので、味噌汁にして食べるなど工夫が必要です。

かんぴょうに含まれるナイアシンの働きも重要です。ナイアシンはビタミンB群の一種で、糖質、脂質、たんぱく質がエネルギーに変換されるのを助けます。また、血中のコレステロールや中性脂肪を減らす作用もあります。さらに、アルコールが分解されるときに発生するアセトアルデヒドの分解を促進するので、お酒を多量に飲む人は意識して摂るとよいでしょう。ただし、ナイアシンはインスリンの働きを妨げます。通常の食生活ではまず問題はないでしょうが、糖尿病の人はサプリメントなどで過剰に摂りすぎることのないように注意が必要です。

（その他の主な栄養成分）‥鉄・亜鉛

【ニンニク】

○ユリ科　○旬：春〜夏

ニンニクといえば疲労回復やスタミナ増強に活用されますが、これはニンニク独特のにおい成分アリシンが含まれているからです。アリシンはビタミンB_1の吸収を助けると同時にビタミンB_1の作用が長持ちするように働きかけるので疲労回復に効果的です。また、抗酸化作用があるのでがんの予防に役立ちます。

その他ニンニクにはビタミンB_6が含まれています。ビタミンB_6はたんぱく質の代謝や神経伝達物質の合成に関わるビタミンです。ビタミンB_6は腸内細菌によっても合成されますが、それだけでは不十分だといわれます。不足すると肌荒れや皮膚炎、神経系の障害などを引き起こすことがあります。

また、ニンニクにはビタミンB群の仲間で糖質や脂質、たんぱく質の代謝を助けるパントテン酸が含まれています。パントテン酸は普通の食生活をしている人では欠乏する心配はまずありません。ただし、偏食や激しいダイエットなどで栄養失調になると不足することがまれにあります。不足すると毛髪にツヤがなくなり白髪が増えることがあり、また、免疫力が低下するため風邪などに感染しやすくなります。

（その他の主な栄養成分）：カリウム・マグネシウム・ビタミンC

⑸黒色

黒色をした食品も、数えてみれば意外とあるものです。

【黒ゴマ】

○ゴマ科

ゴマには白ゴマや金ゴマなどの種類がありますが、ここでは黒ゴマを取り上げます。

ゴマにはセサミンやセサモリンなど数種類の抗酸化成分が含まれています。これらは体内の活性酸素を抑制してがんや老化を予防します。またコレステロールを減少させる働きがあるので動脈硬化の予防も期待されています。

また、ゴマには多くのビタミンEが含まれています。ビタミンEには、血中コレステロールの酸化を防ぎ、血行をよくして血管の若さを保つ働きがあります。よって生活習慣病の予防には有効とされています。その他、黒ゴマの表皮の色をつくりだしている色素成分アントシアニンは目の機能向上や疲れ目・肝機能障害の改善、血栓をできにくくする作用があり注目されています。

（その他の主な栄養成分）：脂質・カルシウム・鉄・ビタミンB_1

【しいたけ】

◯オチバタケ科　◯旬：春、秋

日本では昔から食べられていて、栽培の歴史も古いようです。生のしいたけだけではなく、乾燥させて乾しいたけとしても広く使われています。

しいたけには豊富な食物繊維が含まれています。食物繊維は人間の消化酵素では分解できない食物成分の総称です。以前は食べ物のカスとして意味のないものととらえられていましたが、今では五大栄養素に続く第六の栄養素ともいわれ、その働きが注目されています。食物繊維には水に溶けない不溶性食物繊維と水に溶ける水溶性食物繊維の二種類があり、しいたけには不溶性食物繊維が含まれています。不溶性食物繊維の働きは主に便通をよくすることで、便秘の予防や改善に役立ちます。そしてそれに伴い、痔や大腸ガンの予防にもなります。また、不溶性食物繊維を摂ると満腹感が得られるので、肥満の予防や改善にも役立ちます。

その他、しいたけにはエルゴステリンという成分が含まれています。エルゴステリンはビタミンDの前駆体（プロビタミンD）で、体内に入るとビタミンDに変化します。また日光（紫外線）に当てるとビタミンDに変化する性質があるので、干ししいたけを食べる前には天日干しをするとさらにビタミンDの量が増えます。ビタミンDはカルシウムの吸収をよくするので、丈夫な骨を維持します。

（その他の主な栄養成分）：カリウム・ビタミンB・ビタミンB_2・ナイアシン

【キクラゲ】

◯キクラゲ科　◯旬：夏〜秋

キクラゲはその種類によっては白色をしたものがありますが、ここでは通常出まわっている黒っぽい茶褐色のものを取り上げています。キクラゲはそのコリコリとした食感が料理のアクセントになり、しかもその食感は火を通しても変わらないのが特徴です。

栄養面ではミネラルを多く含んでいます。体内の余分なナトリウム排泄を促し高血圧や心臓病の予防につながるカリウムや骨や歯を丈夫にするカルシウムが含まれています。また、カルシウムが骨に沈着するのを助けるマンガンも含まれています。マンガンが不足すると骨がもろくなります。骨の強化にはカルシウムと同様に不可欠なミネラルです。さらにマンガンは活性酸素を中和する酵素の材料にもなるため、インスリンや甲状腺ホルモンなどの生成にも必要なミネラルです。

キクラゲには多くの食物繊維も含まれていて、便秘の予防や改善のためによく使われます。

(その他の主な栄養成分)：ビタミンD・ビタミンB_1

【ヒジキ】

○ホンダワラ科　○旬：春

ヒジキは海藻のなかでもカルシウムの含有量はトップクラスです。カルシウムはミネラルの一種で骨や歯の形成にはなくてはならないものです。体内のカルシウムの約九九％は骨と歯に蓄えられているといわれており、これらを丈夫に保っています。残りの約一％のカルシウムはおもに血液中にあり、神経の働きをスムーズにして興奮を抑える働きなどさまざまな生理機能にかかわっています。血液中のカルシウムが不足すると、それを補うために骨に蓄積されているものが使われるので骨がもろくなります。それだけでなく、長期間カルシウム不足が続くと体内でカルシウム・パラドックスという現象がおこり、骨から溶け出たカルシウムが脳や血管、細胞内に蓄積されて腎結石や動脈の石灰化に伴う高血圧などの心配がおこってきます。

また、ヒジキにはマグネシウムも多く含まれています。マグネシウムは筋肉の働きに深く関わっています。筋肉はカルシウムが細胞に入ることが刺激となり収縮されますが、そのカルシウムの調節をマグネシウムがしています。マグネシウムが不足すると筋肉は痙攣をおこし、それが心筋でおこれば不整脈となり心臓病につながる危険性があります。このようにマグネシウムとカルシクムには大切なつながりがありますが、理想的な摂取比率は一対二といわれています。

カルシウムは不足しないようにすることが大切ですが、サプリメントなどで摂る場合は過剰摂取にならないように注意しながらマグネシウムもしっかり摂るように心がけましょう。ヒジキには食物繊維も多く含まれています。便秘の改善や予防、または満腹感を得られるので肥満の予防にも役立ちます。

（その他の主な栄養成分）：カリウム・鉄・βカロテン

【海苔】

○ウシケノリ科　○旬：冬

海苔にはミネラルが豊富に含まれています。その中の代表的なものでヨウ素があります。ヨウ素は甲状腺から分泌される甲状腺ホルモンの成分となり、成長期であれば発育促進、成人であれば基礎代謝を高めるのを助けています。ヨウ素が不足すると甲状腺ホルモンの合成がうまくいかないために、成長や発育に支障がおきることがあり、また疲れやすくなります。日本人は海苔をはじめとする海産物をよく食べているので不足する心配はまずありませんが、逆にヨウ素の摂り過ぎにより甲状腺機能亢進症などが悪化することもあるので、過剰摂取には注意しましょう。

さらに海苔には鉄も多く含まれています。鉄もミネラルの一つで赤血球に含まれるヘモグロビンの成分となり、体の各組織に酸素を運ぶのを助けます。ですから鉄が不足すると酸欠の状態になり、鉄欠乏性貧血を招くことがあります。成長期のお子様や妊娠中の方、授乳期の方、月経の重い方などは意識して摂るとよいでしょう。ただし、海苔に含まれる鉄は、レバーなどの動物性食品に含まれるものに比べると吸収しにくいという難点があります。しかし、ビタミンCと一緒に摂るとその吸収率は上がるため、ビタミンCを多く含む野菜などと一緒に摂るとよいでしょう。

海苔にはビタミン類も含まれています。水溶性ビタミン（ビタミンB群の一種）に分類される葉酸もその中の一つです。葉酸が不足すると口内炎や潰瘍ができやすくなります。また葉酸はビタミンB_{12}とともに赤血球の生産を助けるので、貧血が気になる方にはおすすめです。それと同時に動脈硬化の原因にもなるホモシステインを分解するので、動脈硬化を抑える役目もあります。但し、葉酸は熱に弱いという特徴があるので、調理をする際には注意しましょう。
（その他の主な栄養成分）：カリウム・マグネシウム・βカロテン

【黒酢】

黒酢には種類がいくつかありますが、その代表的なものでは中国の香酢、沖縄産のもろみ酢などが有名です。

黒酢は原料の玄米や大麦などを陶器の壺に入れて発酵・熟成させて作られます。その特徴はまろやかな味と酸味で、カリウムやカルシウムなどのミネラルを含んでいます。更に黒酢にはクエン酸が含まれています。クエン酸は疲労時に体内に蓄積される乳酸を分解する働きがあることから疲労回復に役立つといわれています。
（その他の主な栄養成分）：炭水化物・ビタミンB_1・ビタミンB_2

【黒豆】

○マメ科　○旬：秋～冬

黒豆は大豆の一種で黒ダイズともよばれます。独特の色は色素成分アントシアニンが含まれているからです。アントシアニンは目の網膜でロドプシンという物質の再生を促すことから、疲れ目に効果があります。また、アントシアニンは血圧の上昇を抑える働きがあることや、肝機能を向上させる作用があり注目されています。

また、黒豆は大豆と同様にたんぱく質・ビタミンB群・E・ミネラル類や脂肪を豊富に含むバランスのとれた食材です。さらにイソフラボンも含まれているので、更年期障害の症状緩和や骨粗鬆症の予防も期待されています。その他にも大豆オリゴ糖が腸内の善玉菌の代表であるビフィズス菌のエサになります。それによって腸内環境を整え、便秘の予防や解消に役立ちます。

（その他の主な栄養成分）：カリウム・鉄

最後に

「色で覚える食事のバランス：赤・黄・緑・白・黒」として植物性の食材を中心にいくつかご紹介しました。ここでご紹介した食材はほんの一部です。食べ物にはそれぞれに特徴があり、含まれる栄養成分もさまざまです。食事に関してわたしたちが注意したいのはそのバランスです。いくら体によい食べ物だからといってもそれだけを食べていては偏った食事、いわゆる偏食でしかありません。逆に一日に何十種類の食べ物を食べないといけないという決まりごともありません。

ただ、ここで申し上げたいのは食べ物の特徴をよく知って、目安として赤・黄・緑・白・黒色の食材を取り入れることでバランスのとれた食事に近づくことができるということです。そして食事はできるだけ一日三回、しかも腹七分の量をよく噛んで食べることをお勧めします。これが食事による健康づくりの秘訣ではないでしょうか。

二　薬膳の豆知識

ここで紹介する薬膳料理の味付けは基本的なものを紹介しています。お作りになる際は、お好みの調味料を足すなどして調整して作ってください。

(1)黒キクラゲ（木耳）の薬膳料理（動脈硬化の予防）

【処方】黒キクラゲ一〇グラム、豚肉の赤身五〇グラム、生姜三枚、乾燥ナツメ五個

【効能】滋養強壮、血液循環障害の改善、動脈硬化の治療と予防など。

【使用方法】上記の材料を鍋に入れ、水と少量の塩を入れて一緒に炊き、出来上がると毎日一〜三回に分けて食べる。

(2)黒ゴマの薬膳料理（老化現象の予防）

【処方】米一〇〇グラム、黒ゴマ五グラム、ヤマイモ（山薬）（生）五〇グラム、クコの実（枸杞子）一〇グラム、クルミ（胡桃）三〇グラム
【効能】滋養強壮、食欲増進、老化現象の予防、ボケの予防など。
【使用方法】上記の材料を鍋に入れ、水を入れて一緒に炊き、お粥を作り、毎日一〜三回に分けて食べる。

(3)サンザシ（山楂）の薬膳料理（コレステロールの降下）

【処方】サンザシ（山楂）一〇グラム、杭菊花一〇グラム、ケツメイシ（決明子）五グラム
【効能】コレステロールの降下など。
【使用方法】上記の材料を煎じて毎日お茶のかわりに飲む。

(4)黒豆の薬膳料理（コレステロールの降下、動脈硬化の予防）

【処方】黒豆五〇〇グラム、酢一〇〇〇ミリリットル
【効能】コレステロールの降下作用、動脈硬化の改善と予防など。
【使用方法】黒豆を酢に入れて四〇日間漬ける。でき上がると毎日スプーン一〜二匙食べる。

(5)セロリ酸棗仁スープ（不眠症の治療と予防）

【処方】セロリ二〇〇グラム、酸棗仁二〇グラム、調味料適量
【効能】神経衰弱、不眠症の治療と予防。
【使用方法】酸棗仁を潰しガーゼで包む。セロリを小さく切る。水六〇〇ミリリットルを鍋に入れ、上記の材料を入れて三〇〇ミリリットルになるまで炊く。出来上がると酸棗仁を出して調味料を入れ、二回に分けて食べる。

2章　心のバランス

わたしたちは、心穏やかで幸せな人生を願っています。しかし、生きていればいろんなことがおこります。ただ、悪い面にスポットを当てるか、良い面にスポットを当てるかで、人生は苦しくも、また楽しくもなり得るのです。ネガティブな考え方は捨てて、プラス思考で人生を楽しく生きたいものです。

一　中国伝統医学の考え方

中国伝統医学では古くから、人間の感情の変化を重視してきました。感情を、喜び、怒り、憂い、思い、悲しみ、恐れ、驚きの七つに分け、これらの感情が激しくなると身体に悪い影響を及ぼすと考えられてきました。喜び過ぎると心に、怒り過ぎると肝に、憂い・思い過ぎると脾胃に、悲しみ過ぎると肺に、恐れ・驚き過ぎると腎（泌尿系・生殖系・神経系・免疫系・内分泌系・骨など）に悪いとされてきたのです。

中医学でいう心は単に心臓を意味するだけではなく、五臓六腑の司令塔であり、全ての感情の変化を調整して体全体のバランスをとり、心身の健康を守っているものと考えられています。その心のバランスが崩れると他の臓器に影響し、いろいろな病気を引き起こすこともあります。

これからご紹介するエピソードは、感情の変化によって健康を損ねた方や、不幸にも亡くなってしまった方を中医学の立場からみたものです。

⑴喜び

本来、喜ぶという感情は人にとって好ましい刺激であり、現在では、喜び笑うことは免疫力を高める作用があり、健康によいことが科学的にも分かってきました。しかし、何事も「過ぎたるは猶及ばざるがごとし」です。なにごとも度が過ぎるとかえってよくない結果を招くことがあります。たとえ好ましい刺激といえども、度が過ぎれば過度の興奮状態となり、生理機能に悪い影響を及ぼすことがあるのです。これからご紹介するお話は、まさにこの過ぎた喜びが原因でおきたことです。

ある大金持ちの男性がいました。今日は彼の還暦の祝賀会の日です。大勢の友人、知人、親戚、会社の取引先の人たちなどが集まり、盛大なパーティーが開かれ、彼はこの上ない上機嫌です。宴もたけなわになり、彼は集まった人々の前であいさつを始めました。

「還暦を迎え、事業も順調、お金も有り余るほどあり、こんなに嬉しいことはありません。皆さん一緒に喜んでください。ハハハハハ！」

嬉しくて、嬉しくて笑いは止まりません。すると突然、彼は笑いながらばったりとその場に倒れ、死んでしまいました。死因は中医学でいう「喜則傷心」です。喜びのあまり、ひどく興奮したことが招いたことでした。

⑵怒り

誰でも些細なことで怒ってしまうことはよくあることです。その怒りが健康を害するとすれば、辛抱強く我慢するのがよいのでしょうか。それは間違いで、それどころか怒りを溜め込んで発散させないことはイライラの原因になり、かえって良くないように思われます。誰でも怒りの感情はあり、少々怒ったところで病気になることはありません。

しかし、この怒りの感情も度を越えてしまえば話は別です。突然、顔が真っ赤になり、目の充血、あるいは青筋を立て、心臓がドキドキするほどの怒りは、体に大きなダメージをかけます。いつも激しく怒っている人の中には肝臓が悪い人が多いのも、中医学の理論に適ったことであり、肝臓が悪くなるばかりか、命まで失ってしまうほどの影響があるのです。

【ケース1】

ある教授は三人の大学院生を指導しています。その中の一人は普段から遊んでばかりいるために、論文の作成は一向に進んでいません。とうとう教授はその学生を自分の部屋に呼び、このままでは卒業はできないと叱りました。すると学生は、「私が卒業できないのは、あなたの指導力不足のためだ」と言うではありませんか。この一言に激怒した教授は机を叩き、「馬鹿なことを言うな！」と大声で怒鳴ったとたん、倒れて意識不明の状態で病院に搬送されてしまいました。検査結果は脳出血と診断されました。

中医学では、過度の怒りは肝の陽を高め肝陽上昇になり、それに伴い血圧が上昇することで脳中風（脳出血）を引き起こすと考えられています。

学生の一言は置いといて、直接の原因は教授が突然激しく怒ったことにあることは事実です。怒りは一瞬で命をも奪うおそれがあることを念頭において、わたしたちは気をつけなければなりません。


【ケース2】


入院中のおじいさんをお見舞いに、今日もおばあさんは病院にやって来ました。普段は些細なことでも喧嘩をしてしまう二人ですが、さすがに具合の悪いおじいさんに対しておばあさんも優しく接してくれます。

持ってきたリンゴの皮をむきながら、消費税の引き上げについて話し始めました。

「私は消費税の引き上げに賛成よ」

それを聞いたおじいさんは、

「私は絶対に反対だ」

二人は自分の主張を絶対に譲らないどころか、お互い相手の意見をけなす始末。とうとう大喧嘩が始まりました。お爺さんは興奮して顔を真っ赤にしながら大声で怒鳴っています。すると、一〇分程経った頃に、突然、激しい頭痛とめまい、嘔吐などがみられ倒れてしまいました。最高血圧は二〇〇に達していました。駆けつけた医師の対応で、三〇分後には一命をとりとめることができました。

一ヶ月の治療を経て、退院の日を迎えたおじいさんのそばで、おばあさんは医師に感謝の気持ちを伝え、今後はけして怒らせないようにすること、仲良く暮らすことを約束しました。

皆さんにも喧嘩して興奮のあまり頭や胃が痛くなったり胸がドキドキしたりという経験があるのではないでしょうか。怒りはストレッサーとして体に悪い影響を及ぼし、血圧を上昇させたり、心臓にダメージを与えたりします。最悪の場合には脳出血やくも膜下出血、心停止などの突然死を招くことがあるということを覚えておいてください。

⑶憂い・思い

わたしたちは、意識する・しないに関わらず、何かを思い、感じながら生きています。それは時として良い感情ばかりではなく、憂い悩むこともたびたびで、そのために涙を流すこともあります。最近では涙を流すことは、よいストレス発散にもなるといわれているので、わざわざ悲しい映画を見に行って泣く人がいるという話を聞いたことがあります。しかし、憂いや思いすぎが原因で気持ちがひどく落ち込むと健康に大きな影響を及ぼし、その結果、病気になってしまうとすれば、これらの感情や悩んでしまうという習慣をうまくコントロールする必要があります。次にご紹介するエピソードは、そんな憂いと思いすぎに関することです。

【ケース1】

あるところに、一人のおばあさんがいました。おばあさんには二人の娘がいて、長女は布で作った美しい靴を、次女は色とりどりの雨傘を売っていました。

おばあさんは雨の日になると、布の靴は売れないだろうと長女を心配し、晴れの日には雨傘が売れないだろうと次女を心配し、毎日心配が絶えません。憂鬱な毎日を過ごし、食欲はなくなり、食べても味ひとつしないばかりか胃は毎日シクシクと痛みます。

そんなおばあさんを見ていた隣に住むおばあさんが言いました。

「雨の日には、雨傘がよく売れる。晴れの日には布の靴がよく売れる。毎日こんなに幸せなことはないじゃないか？」

それを聞いたおばあさんはハッとした顔をしたかとおもうと、何とも幸せそうな笑顔で帰っていきました。不思議なことに、その日から食欲がでてきて食事をおいしく食べられるようになったばかりか、あんなに苦しんでいた胃の痛みもまったく消えたのです。

雨の日もあれば晴れの日もあり、いいこともあれば悪いこともあります。以前と何も変わりませんが、考え方やものごとの見方をちょっと変えただけで幸せはおとずれるということをよく教えてくれる話です。

【ケース2】

ある女性の話です。彼女は半年前に結婚し、夫と楽しく幸せな毎日を過ごしていました。二人はとても愛し合っていて、僅かな時間でも離れているのが辛く感じるほどの仲の良さです。そんなある日、彼に単身海外派遣の辞令が出されアメリカ勤務が命じられました。数日後、夫は妻を残してアメリカに出発しました。

あとに残された彼女は、毎日寝ても覚めても彼のことが頭から離れません。毎日メールや電話をしますが、忙しい彼はいつも返事ができるわけではありません。彼女は彼の気持ちが離れてしまったのではないかと心配し、二人で過ごした日々を懐かしみ、涙が止まることがありません。そのうちに食欲がなくなり、日に日に体重は減り、ベッドから起き上がれなくなってしまいました。

心配した家族が彼女を病院に連れて行き検査を受けさせましたが、異常はありませんでした。するとと担当の医師は、

「検査の結果は異常なしですが、漢方医学の考え方からするとストレスが原因で気の流れが悪くなっています。その気の流れが悪くなることにより、胃腸の機能が低下して食欲がなくなってしまったのです。そして食欲がないので食事がうまく摂れない、食事が摂れないのでからだ全体のバランスが崩れているのです。またそれにより、疲労、倦怠感があるので悪い病気ではないのかと心配になり、それがまた新たなストレスとなり更に胃腸が悪くなるというような悪循環を繰り返しています。今あなたに必要なのは漢方薬を使って気の流れをよくし、胃腸の機能を高めて食欲がでるようにして栄養を十分にとると共に、もとの原因であるストレスをうまく解消し、気持ちを切り替えることが大切です」

と言いました。

彼女はその日から医師の処方した漢方薬を服用するとともに、自分の気持ちを切り替えるように試みました。数日前までは夫のことばかり考えて家の中に閉じこもっていましたが、時々は友人と会ってお喋りを楽しむようにしました。そうしていると、少しずつ食欲が出てきて食

事をおいしく食べられるようになり、体の調子もよくなってきました。今では趣味のテニスも再び始め、もとの明るく元気な彼女に戻っています。

⑷悲しみ

人生には時として思いもかけない悲しみに遭遇することがあります。その中には、避けては通れない悲しみもあり、それを甘受するしかないこともあるように思われます。しかし、悲しみのあまり病気になってしまっては、悲しみの上にさらなる悲しみや苦しみを作り上げてしまうことになるのです。

【ケース1】

ある病院を一人の女性が訪れました。彼女は、呼吸が苦しくて息をするのが辛いと泣きながら訴えました。医師が診察してみると、確かに苦しそうに呼吸をしています。X線胸部撮影検査やその他の検査にも異常は認められませんでしたが、呼吸が楽になるような薬を処方しました。

しかし、一向に効果はありません。必ずなんらかの原因があるはずだと思った医師は、ある日彼女に尋ねました。すると彼女は娘が病気にかかってしまい、治療の甲斐なく亡くなってしまったことを話しました。よくよく聞いてみると、彼女の息苦しい症状は娘の死と時を同じくして始まっていたのです。

次の診察から医師は彼女の話にじっくり耳を傾け、彼女の思いをしっかり受け止めるように心掛けました。彼女はどれほど娘を愛していたか、大切な娘を失い今自分がどんなに悲しい思いをしているかなど、涙を流しながら医師に話しました。結局この病気のきっかけは娘の死という大きな悲しみだと医師は思いました。それは漢方医学の考え方の一つに、深い悲しみは肺に影響し、呼吸の深さや速さを乱すとされているからです。

この考え方からすると、今彼女に必要なことは、滞った気の流れをスムーズにして肺の機能を正常にする漢方薬を服用することと、娘の死という現実とその悲しみを受け止め、少しずつでも前向きになることです。この後彼女は処方された漢方薬を毎日飲みながら、診察の度に医師のアドバイスを聞き、自分の気持ちを整理していきました。そのうちに彼女に変化が現れました。呼吸が徐々に楽になり息苦しさがとれてきたのです。彼女の気は正常に流れるようになり、肺の機能も正常になったのです。

⑸恐れ・驚き

【ケース1】

ある日、一五歳の男の子が受診しました。受診の理由は尿失禁と夜尿症です。検査の結果、泌尿器系の異常は認められませんでした。医師は心理的なことが原因しているのではないかと思い、男の子の話を詳しく聞いてみました。話によると、一〇歳まではそのような症状はなかったが、一〇歳の夏に友達とやった肝試しをきっかけにこのような症状が現れるようになったそうです。その肝試しは、夜の暗闇の中で一人ずつ墓地に行き、昼間に用意しておいた手紙を墓石の上から一通ずつ持ち帰るというものでした。彼の番になったとき、いたずら好きの年上の友達が、鬼の格好をして男の子を驚かせました。あまりの恐ろしさに男の子は尿失禁をおこしてしまいました。それからというもの、ちょっとした音にも驚いてしまい、それと同時に失禁してしまいます。また、夜寝ているときにも尿をもらしてしまいます。

中医学の考え方からすると、この症状の原因は恐怖による腎虚（腎の精気が不足する病変のこと）と思われます。中医学でいう腎とは単に腎臓のことだけを表すのではなく、泌尿系・生殖系・神経系・免疫系・内分泌系・骨など多くの臓器や様々な機能に関わることを意味します。大きな恐れや驚きは、腎に悪い影響を与えるため、いわゆる腎虚の状態になり、さまざまな病気を引き起こすと考えられています。

そこで医師は、腎虚の状態を改善するために補腎剤の六味地黄丸を男の子に服用させました。この治療をしばらく続けると、男の子の病気は完治しました。

【ケース2】

一八歳の女性の話です。一年ほど前から生理が止まったままだと訴え病院を訪れました。一見健康そうで元気な女性がなぜ突然生理が止まったのか、何らかの原因があるはずだと思った医師は、更に話を聞いてみました。

すると、一年ほど前に母親の車に同乗していて追突されるという事故に遭ったというのです。幸いにも大きな外傷がなかったので一安心していたところ、次の生理がきませんでした。次の月には始まるだろうと思いあまり心配していなかったそうですが、その次の月にも、またその次の月にも生理は一向に始まらず、三ヶ月がたってしまいました。そこで婦人科を受診し検査を受けましたがとくに異常はなく、その他の慢性疾患もありませんでした。

医師はこの突然の閉経の原因は、交通事故に遭った際に受けた驚きや恐怖心であると考えました。なぜならば、中医学では女性の生理は腎に関わっていると考えられていて、大きな驚きや恐怖を感じると腎が弱くなり、そのバランスが崩れて生理不順や、不正性出血、閉経、不妊症などの症状が現れるとされているからです。その後、彼女は補腎剤である六味地黄丸を中心とした治療を受けた結果、腎のバランスが正常に戻り、生理が再び始まりました。

【ケース3】

次は男性の話です。三〇代の男性で、受診の理由はインポテンツです。恋人がいるのですが、ある出来事を機にインポテンツになったと言うのです。

実はこの男性、恋人の女性とは社内恋愛中なのですが、まだ会社の同僚には秘密にしています。その日はたまたま二人とも仕事が終わらず、夜の一〇時になってもパソコンの前で働いていました。気がつくと部屋には二人だけです。一息しようと二人でコーヒーを飲みながら話をしていると、なんだかいいムードになってきました。二人は熱い気持ちを抑えられなくなり、部屋の明かりを消すと、なんと場所も憚らず机の陰で愛を確かめ合い始めたのです。

二人は夢中になってしまい、警備員の巡回に気づきませんでした。そんなこととは思いもしない警備員は薄暗い部屋に何やら人の気配がするので、懐中電灯を照らし、「そこで何をしている!?」と大声で叫びました。その後、その男性と恋人がどのようなことになったかは大よそ想像ができますが、それ以来男性の体に異変が起きたのです。恋人に対する愛情は以前となんの変わりもありませんが、恋人とベッドを共にしても、どうしてもセックスができなくなってしまいました。

話を聞いた医師はこの原因を次のように考えました。まず、一般的に男性は射精をすると腎虚の状態になります。また、この男性の場合はセックス中に大きな恐れや驚きが加わり、そのことでさらにひどい腎虚の状態に陥りました。このように腎のバランスの崩れが原因でインポテンツの症状を引き起こしました。

この男性の病気の治療は、腎虚の病理、病態を改善しないと治りません。そこで漢方薬（補腎剤の六味地黄丸と補気剤の補中益気湯）をこの男性に服用してもらい、併せて自律神経のバランスを調整する針治療を行いました。その結果、男性はおよそ二ヶ月後頃には正常な性生活ができるようになりました。

二　過激すぎる七つの感情と害

前節でも述べたように、昔から中医学では七つの感情（喜び、怒り、憂い、思い、悲しみ、恐れ、驚き）を重視し、どの感情も激しくなると体のさまざまな箇所に影響するとされてきました。現在、これらは〝ストレス〟ということばで表現されており、健康とストレスの関わりについては、科学的にも証明されています。

ストレスとは、生活の中でおこるさまざまなできごとに対する身体的あるいは精神的な反応です。ストレスを放っておくと慢性的なストレスが原因で病気になったり、急激なストレスが死を招いたりすることがあります。ですから、わたしたちはできるだけストレスを受けないようにしたいものですが、ストレスの原因（ストレッサー）を全て無くすことは無理なことです。しかし、ストレスをコントロールし、ストレスと上手く付き合うことができれば、それから受ける影響を最小限に食い止めることができます。

次にご紹介するのは、全てストレスが原因で起こったエピソードです。

⑴怒りと死

【ケース1】

五三歳になるある男性が帰宅してみると、家では息子と妻が激しい言い争いをしていました。男性が二人をなだめる間もなく、ひどく興奮した息子が果物ナイフで妻の胸を刺してしまいました。信じられない光景を目の当たりにした彼は、とても驚き、とっさに息子に向かって「何ていうことをしたんだ！」と大声で怒鳴ったかと思うと、彼はその場に崩れ落ちるかのように倒れ、そのまま死んでしまいました。

解剖の結果、内臓疾患および脳出血等もなく動脈硬化も認められませんでした。死因は冠状動脈が急に痙攣閉塞して、心臓が高度収縮状態に陥り心停止に至ったためでした。要するに彼はショックと怒りが元で死んだのです。

⑵驚きと死

【ケース1】

昔、中国のある村の病院で起こった話です。ある日、意識不明の状態に陥った男性が搬送されてきました。当時の医者が診察をしてみると、患者は意識がなく瞳孔が拡大していたため死亡と診断されました。当時の医療条件はひどく悪く心電図などの機械はなかったのです。

その後、しばらくして患者の意識は徐々に戻り始めました。気が付くと自分が死体置き場にいるではありませんか。患者はとても驚き、こんな所には一分たりとも居たくないと、自力で部屋を出ようとしていました。その様子を見ていた親戚の人は、突然死人が動きだしたと恐れ驚きました。するとあまり驚きすぎて突然胸に締め付けられるような痛みがはしり、心臓が止まって死んでしまいました。中医学でいう「驚・恐則傷腎」の状態です。

死んだと思われていた人が生き返り、生きていた人はあまりの驚きに死んでしまうということの話は、村中の人たちの大きな話題となったそうです。

⑶お金と死

【ケース1】


六〇歳の男性のケースです。三年前の検査で脳内動脈瘤が発見されました。医者から疲れないように、怒らないように、激しい運動をしないようにとの注意を受け、その男性はそのいいつけを守り生活していました。

しかし、ある日のこと、所有していた株が暴落してしまったのです。彼はそのニュースを聞いたとたん、損失額の大きさや株を買ってしまったことへの後悔などの気持ちで生きた心地がしません。そうしているうちに、彼は気分が悪くなり、急に倒れて病院に搬送されました。検査の結果、最高血圧は一九〇、動脈瘤が破れ、くも膜下出血と診断されました。残念なことに、彼は三日間の治療も空しく亡くなってしまいました。

人は生まれるときはお金や財産を持たずに生まれるのですから、死ぬときもこれらを持って死ぬことはできないのです。お金は生きていればこそのものであり、お金のために命を失うとはなんとも残念なことだと思います。

⑷病は気から

【ケース1】

中国東北部に住む三八歳になる男性のエピソードです。ある日、腹部に痛みがあり村の病院で受診しました。腹部エコーの検査を受けた結果、「肝臓に七ミリの腫瘍があり、がんかもしれない」と言われました。それを聞いた男性は顔面蒼白、立つこともままなりません。帰宅しましたがその病気のことが頭から離れずその晩は一睡もできませんでした。自分の息子はまだ八歳だというのに、私の死後だれがこの子を育てるのか？　そんなことを考えていると痛みはさらに増すばかりです。

数日後、再度病院に行きました。担当の医師から手術を受けるように勧められましたが、彼には手術費用を払うための経済的な余裕がありません。男性は心配のあまり一ヶ月で一〇キロも体重が減ってしまいました。そんなある日、職場の同僚がお見舞いに来て言いました。

「何かやり残したということはないかね？　何かやってみたいことや、希望があれば言ってくれ」

尋ねられた男性は死ぬ前に一目、北京天安門を観てみたいと言いました。同僚は四人の人を雇い、彼を担架に乗せ、列車で天安門まで連れて行ってくれました。

念願の天安門を観た後、同僚が「北京には有名な医師がいるので、一度診てもらうとよい」と言います。男性はある有名な医師の診察を受けることになりました。

診察後、医師は「あなたは肝臓がんではありません。肝臓に膿胞があるだけで、痛みは精神的なものだ」と言いました。それを聞いた男性は自分にはがんはなく、死ぬことはないのだと思い喜びました。

その後、彼は故郷に帰り、好きなものを食べ、休養をとり、元気になりました。北京に行かなければ、有りもしないがんのために命を落としたかもしれません。人間の心と体は密接な関係があることをよく物語っている例です。

【ケース2】

昔のことですが、中国東北地方のある町の話です。

ある病院を訪れた二人の患者は、偶然にも同姓同名。一人は早期肺がんがあり、その検査のために来院し、もう一人は咳、痰、胸が苦しいという症状を訴えての来院でした。二人とも胸部のレントゲン撮影を行いましたが、撮影後の説明の際、あろうことか、医師は二人の写真を取り違えてしまいました。肺がんを患っていた患者の写真を見た医師は、「あなたは肺がんではない。あなたは気管支炎です」と診断しました。

私はがんではない！　喜んで帰宅した患者は、がんの悩みから今まで喉も通らなかった食事もおいしく食べられるようになり、気分がすっきりとしました。また、健康のためにと運動も始め、趣味や旅行など、生活を楽しむようになり、日ごとに元気になっていきました。昨日までがんであることを悩み、臥せていたのが嘘のようです。

一方、もう一人の患者のレントゲン写真をみた医師が、「あなたは肺がんです。早く治療しましょう。」と告げると、患者はショックを受け、頭の中は真っ白になりどのように帰宅したかも分からないような状態です。

帰宅後、食事は喉も通らず体重は減り、体はふらつき、何をする気にもなれません。夜は眠れず、胸はますます苦しくなるばかりです。とうとう、ベッドから起き上がれなくなり、数日で寝たきりの状態になってしまいました。

ある日、友人からセカンドオピニオンを勧められ、別の病院を受診することになりました。そこで、再度胸部レントゲン撮影が行われ、その写真を見た医師は、「あなたはがんではありません。どこにもがんなど見あたりません」と言うではありませんか。驚くと同時に喜んだ患者は、急に元気になって走って帰って行きました。

〝病は気から〟ということばどおり、気を病む（ストレスを受ける）ことが身体に大きな影響を及ぼすことは、わたしたちも大なり小なり経験したことがあるはずです。だれにでも心配事や悩みごとはあるものです。

しかし、これらの悩みは思い煩っても問題の解決にはつながりません。それどころか、かえって悩みが悩みを招くようなことにもなり、どんどん気持ちは落ち込むばかりです。できるだけ明るく振舞い、悩むのではなく如何にして問題を解決するかを考えることです。自分の気持ちを奮い立たせて前向きに考えることで元気を取り戻したり、病気が治ったりすることがあるのです。

三　ストレスと上手に付き合うポイント

病気にかかりやすい人とかかりにくい人がいますが、それはどうしてなのでしょうか？生まれもった遺伝子レベルでの理由やその人の生活習慣、環境などさまざまな要因がありま す。その中の一つでとくに重視しなければならないのは、その人の心理状態や感情、いわゆる心の状態や心のバランスなのです。本書でご紹介した話に出てくる人たちは、この心の状態や心のバランスが体に大きく影響することを知らなかったため、あるいは忘れていたために、大病を患いあるいは不幸にも亡くなってしまったのです。わたしたちは日頃からできるだけ心を穏やかに保つように心がけ、明るく前向きに物事をとらえることが大切なのです。

●規則正しい生活

大まかに生活パターンを決め、早寝早起きと、三度の食事を心がけ、楽しみの心境を持ち、適度な運動をします。

●自分を知る

自分はどんなストレスに弱いのかを自己分析し、ダメージを受けやすいストレッサーをできるだけ避けます。また、どんなストレス解消法（例：おしゃべり、入浴、スポーツ、映画鑑賞など）が合っているのかを知り、それを積極的に生活の中に取り入れます。

●自分を認める

ストレスを受けているありのままの自分を認め受け止めます。

●ストレスの重なりの防止

ストレスの原因をいつまでも引きずっていると、ストレスの連鎖反応（ストレスが更にストレスになる）を招くことになりかねないので、できるだけ早くストレスを早期に片付けます。

●ものごとをプラス面から見る

ものごとを一方からとらえるのではなく多面的に見るように意識し、できるだけプラス思考で考えます。

●本当に好きなことを取り入れる

わたしたちは本当に好きなことをしているときは、時間を忘れて夢中になるものです。時間を忘れるほど無心で何かをすることや、夢中になれる時間があることはよいストレス解消になるため、心のバランスをとるには大変重要なことです。また好きなことをする時間をほんの少しだけ毎日の生活に取り入れることで、生活そのものが活性化され、生きる原動力になります。心がいきいきすると身体にも影響し、健康になったということはよく聞く話です。自分が本当に好きなことや子どものころに夢中になっていたことなどをもう一度思い出し、それらを生活の中に取り入れてみるのもよいのではないでしょうか。

3章　運動のバランス

適量な運動は健康長寿四つの秘訣の第三のポイントでとても大切なことです。

昔から中国では〝太陽、空気、水、運動は生命と健康の源泉である〟ということばがありました。運動を太陽、空気、水と同じように位置付け、重視しなければならないということの考えが昔からあったというから驚きです。健康づくりには適度な運動が欠かせないことは言うまでもありません。

それではどのような運動が健康づくりに適しているのでしょうか。運動には山登り、水泳、野球、エアロビクス、筋肉トレーニングなどいろいろありますが、これらを大きく分けると、酸素を体内に取り込みながら比較的軽い負荷を筋肉にかけ継続して行う「有酸素運動」と、瞬間的に呼吸を止めて筋肉に強い負荷をかけ短時間で行う「無酸素運動」に分かれます。

健康づくりを目的とするならば有酸素運動をお勧めします。中でもウォーキング（歩くこと）は手軽に無理なく始められる運動です。一九九八年には世界保健機関（ＷＨＯ）の呼びかけで、地球を包む健康ウォーク「ＷＨＯ世界健康ウォーク」の取組みがなされました。このことからも健康で豊かな高齢化社会をめざすにはウォーキング（歩くこと）は最も適している運動の一つといえるでしょう。ウォーキングは有酸素運動です。有酸素運動の特徴は血液中に十分な酸素を取り入れながらエネルギーを消費することです。脂肪の燃焼には酸素を必要とし、無酸素運動よりも効果的に脂肪を燃焼させることができるので、肥満を予防しさらに高血圧、動脈硬化、高脂血症などの予防や改善が期待できるとされています。

⑴適度な運動で高血圧予防

適度な運動を継続することで血中のタウリンやドーパミン、プロステグランディンといった血圧を下げる作用のある物質が活性化されることにより、血管が拡張して血圧が下がるとされています。その一方で血圧を上げる物質が減少することも解明されてきたようです。さらに運動をすることで心臓や肺が活発に働き、血液の循環がよくなって血圧が下がります。

(2)適度な運動で中性脂肪を下げる

運動をする際のエネルギーは体内の中性脂肪が遊離脂肪酸となって筋肉に運ばれ燃焼して作られます。つまり、運動をすると中性脂肪が使われるということです。

(3)適度な運動で悪玉コレステロール値を下げる

運動をすると悪玉コレステロールの代謝を促すリポタンパクリパーゼという酵素が活発に働きます。さらにこの酵素が活性化すると善玉コレステロールが増えるということも分かってきました。適度な運動で動脈硬化の予防が期待されます。

(4)適度な運動で糖の代謝を活性化させる

運動をすると筋肉に蓄えられたグリコーゲンがブドウ糖に分解されて使われます。さらに続けると血液中のブドウ糖を使いはじめるため、血糖値が下がります。これは激しい運動よりもウォーキングなどの適度な有酸素運動の方がさらに有効です。

⑸適度な運動の量

それでは具体的にどの程度のウォーキングをすればよいのでしょうか。なにより大切なのは無理のない程度に続けることです。まずは自分の体力をあまり過信しないことです。普段あまり運動をしていないと意外と体力や筋力が衰えているので、急に頑張りすぎると筋肉や関節などを痛めることとあります。一つの目安として年齢別の運動中の脈拍指数があります。運動中の脈拍数はどのくらいが適当なのか見てみましょう。

①年齢別の運動中の脈拍指数

最大酸素摂取量の五〇%を脈拍に置き換え、さらに年齢別の指数を出すには、一三八から年齢の二分の一を引いて計算します。

たとえば、五〇歳の人の場合は、一三八－五〇÷二＝一一三で、脈拍数は一一三ぐらいが適当な運動量となるわけです。

②三・五・七の運動原則

中国の北京安貞医学院干部保健科教授の洪昭光氏は運動の量および程度を三・五・七の原則と

して提唱しています。

三・五・七の原則の〝三〟は三キロメートルまたは三〇分という意味で、三キロメートル以上歩くか三〇分以上歩くとよいということです。

次に〝五〟は一週間に五回以上の運動を表しています。週に一回の運動は気分転換やストレス解消にはなりますが、健康作りとしての効果を期待するのであれば、週に五回以上を目安に続けることが大切です。

さらに〝七〟は運動中の脈拍数を割り出す数式（脈拍数＋年齢＝一七〇）を表しています。これは自分にあった運動をする際の目安になります。たとえば五〇歳の人が運動する場合には［脈拍数＋五〇＝一七〇］、すなわち脈拍数が一二〇回／分になるくらいの運動が望ましいとされます。また七〇歳の人であれば［脈拍数＋七〇＝一七〇］、すなわち脈拍数が一〇〇回／分になるくらいの運動が適していることになります。

なお、先に述べた「年齢別の運動中の脈拍指数」や中国の「三・五・七の原則」はあくまでも目安であり、また、健康な人を基準にしたものです。大切なのは自分の健康状態にあわせて、無理をしない程度の内容や時間で楽しく運動することです。

⑹太極拳のすすめ

太極拳とは、もともと中国の伝統武術のひとつでが、現在は健康づくりの素晴らしい運動法として人気があります。太極拳はゆっくりとした動きで気持ちがよく、爽快感があり、年齢に関係なく誰にでもでき、続けやすい運動です。特に太極拳の動きが運動神経・筋肉をうまく刺激し、全身の「気」の流れを整えるため、病気の治療や予防に対して優れた効果があります。

中国伝統医学では体内を流れる「気血」を重視しており、健康と密接な関わりがあるとされています。気とは生体エネルギーとも称し、何らかの原因でバランスを崩すと病気になると考えられていて、気血の流れを正常に保つことはとても大切なことといわれています。

太極拳は「気」を意識しながらゆっくりと体を動かし、気の流れを整えスムーズにします。また、気の流れがスムーズになると血の流れもスムーズになり、正常に流れる気血は体全体の機能を高め、健康な体に導いてくれます。

あるスポーツ医学の研究により、太極拳は神経・筋肉を刺激し、それらのバランスを調整することができることから老化予防の効果あることが分かってきました。たとえば太極拳をする人はしない人に比べて脳や足、特に運動神経の老化が遅くなり転倒率が少なく、また、転倒しても骨折の発生率が少ないことが分かってきました。

①太極拳と心身の健康

【血液循環の改善】

先にも述べたように気の流れが正常になると血の流れもよくなります。いわゆる血液循環がよくなり、五臓六腑全体の機能が高まります。全身の血液循環が改善すると、肩こりや冷え性などの改善にもつながります。

【有酸素運動】

腹式呼吸で行う太極拳は、体内に取込んだ酸素を使いエネルギーを消費する有酸素運動です。有酸素運動は効率よく脂肪を燃焼させるので肥満や生活習慣病の予防にも役立ちます。また、激しい動きではないので年齢を問わず続けやすい運動です。

【筋力トレーニング】

太極拳はゆったりとした動きですが、筋力が強化される運動です。とくに、中腰で行うその動きは下半身を中心に筋肉が強化されます。高齢者に多い足もとのふらつきや転倒防止にも効果的な運動といえるでしょう。

【副交感神経優位の運動】

激しい運動は交感神経が活発になりますが、太極拳は副交感神経が活発になる運動です。副交感神経が活発になると、内分泌のバランスが整うため、更年期障害などの症状が改善されます。また、副交感神経が優位になると心身がリラックスされるので、それによって血圧が下がり、胃腸の働きがよくなります。さらに、快眠やイライラ等の自律神経失調症によるさまざまな症状が緩和されます。

【脳の活性化】

運動によって脳の活動が活発になるといわれますが、なかでも遅筋（緊張筋）が重要な役割をもつといわれています。遅筋繊維は下半身の筋肉に多く分布していて、立ったり歩いたりしているときでも脳に姿勢維持の情報を伝え、脳の働きを良くしています。

しかし、ケガや病気で脚を動かすことができなくなると、遅筋が脳に刺激を発信しなくなり、筋肉だけでなく脳まで衰えてしまうことになります。昔から「老化は足から起こる」という言葉がありますが、脳の機能を高め老化を防ぐには意識して脚を使うことです。

また、遅筋は脂肪をエネルギーとし、ゆっくり収縮する筋肉であり酸素と結びついて燃焼するので有酸素運動に向いている筋肉です。下半身を使い、ゆっくりとした動きの太極拳は、まさに脳の活性化が期待できる運動のひとつといえるでしょう。

【集中力のアップとリラックス効果】

太極拳は呼吸を整え、ゆっくりと決められた型を動いていきます。これにより集中力が高まると同時に雑念をはらい無の心になることでストレス解消やストレスに強い心になるといわれています。

②太極拳の魅力

・ゆっくりとした動きは年齢を問わない。
・その人の体力にあわせてできる。
・特別な道具を必要としない。
・時間や場所を選ばない。
・運動能力に関係なくできる。

太極拳は一日何時間、週何回しなければならないという決まりはありませんが、ある程度続けることが大切だと思います。ただし、無理は禁物です。そして何よりも、リラックスした状態で楽しく続けてこそ心も体も健康に近づくことができるのではないでしょうか。

4章　禁煙と健康

一　たばこの歴史と禁煙の歴史

たばこはナス科の植物でアメリカ大陸が原産とされています。たばこの歴史は古くマヤ文明の遺跡の中に喫煙の様子を描いたものが石柱に刻まれています。ただし、この頃は現在のような嗜好品としてではなく、宗教的儀式や悪霊を追い払う呪術的治療に用いられていたと考えられています。その後コロンブスによって新大陸原産の珍しい植物の一つしてヨーロッパに伝えられ、大航海時代をむかえると世界中に広まりました。

日本には一六世紀に南蛮渡来の珍しいものとして伝わり、やがては国内での栽培も始まりました。江戸時代にはたばこに対する厳しい禁令がでた時期もあるようですが、その後、庶民を中心に嗜好品として広まっていきました。

一九三〇年代に入ると英国や米国、ドイツの研究者らによって喫煙が健康へ悪影響を及ぼすと指摘されるようになりました。一九五〇年代からはさらにその研究が進められ、各地で喫煙率を減らすキャンペーンなども始まります。そして世界保健機関（ＷＨＯ）が世界禁煙デーを制定するなど、禁煙社会を目指す流れは世界中に広まっていきました。

二　たばこの3大有害成分

たばこの有害成分といえば「ニコチン」「タール」「一酸化炭素」が代表です。これらの有害成分はなぜ体に悪く、どのような影響をもたらすのでしょうか。

【ニコチン】

たばこの種類にもよりますが、喫煙によって体内に吸い込まれるニコチンの量はたばこ一本で約一〜三ミリグラムといわれます。しかし、ニコチンの経口致死量は体重一キログラムあたり約一ミリグラム以下ともいわれますから、乳幼児が誤ってたばこを一本飲むという事故が発生した場合は、命とりになる可能性があると考えられます。

ニコチンは末梢神経や中枢神経を興奮させ、血管を収縮させるため血圧を上昇させます。また依存性、中毒性があるため一旦喫煙の習慣がついてしまうと、たばこを吸わないとイライラ、頭痛、体がだるいなどのいわゆる禁断症状があらわれます。

【タール】

フィルターが茶色く色づくいわゆるヤニといわれるものの総称をタールといいます。タールには発がん性物質が数十種類近く含まれているといわれ、たばこ一本に含まれるタールの量は約五〜一五ミリグラム前後です。一日に一箱、二〇本吸う人の場合は、一年ではコップ半分位(四〇〜一一〇グラム)の量を体に入れ込むことになり、それを何十年と続けた場合を想像すると恐ろしくなります。

【一酸化炭素】

わが国では測定・表示の義務があるのはニコチンとタールのみですが、カナダでは一酸化炭素の表示も義務付けられています。一酸化炭素は、赤血球中のヘモグロビンと結びついて、酸素を体のすみずみに運搬するという大切な働きを妨害してしまうため、各組織が酸欠状態に陥ります。さらにニコチンの血管収縮作用と重なって心臓や脳の血管に影響し、これらの動脈硬化の引き金にもなります。

三　喫煙と病気

たばこはいろいろな病気の原因になることはよく知られていますが、その代表として肺がんを思い浮かべる方は多いと思います。その他にも口腔がん・咽頭がん、膀胱がん、食道・胃・大腸等の消化器のがん、肺気腫、心筋梗塞、動脈硬化、狭心症、十二指腸潰瘍、脳梗塞、慢性気管支炎、急性気管支炎、歯槽膿漏など、ここでは上げられないくらいの多くの病気の原因になります。

厚生労働省のホームページに掲載されている資料によると、喫煙者は、非喫煙者に比べて肺がんによる死亡率が約四・五倍高くなっているほか、多くのがんについても喫煙による危険性が増大することが報告されています。また、喫煙は世界保健機関（ＷＨＯ）の国際がん研究機関（ＩＡＲＣ）において発がん評価分類でグループ１（人間に対して発がん性あり。人間に対する発がん性に関して十分な証拠がある）に分類されています。

また、妊娠中の喫煙は胎児の低出生体重児の原因になります。喫煙者本人だけでなく、赤ちゃんの健康にも大きな影響を及ぼします。

四　禁煙

最近はたばこ税の引き上げが話題となり、たばこ一箱一〇〇〇円にという話も浮上してきました。たばこの増税をきっかけに禁煙に挑戦しようとする人が増えていると聞きますが、それだけではなく家族や周りの人のすすめ、社会的な禁煙ムードでと理由はさまざまのようです。しかし、何よりも自分の健康を守るために止めるという人が多いそうです。

禁煙の方法はさまざまです。たばこを吸いたくなると冷水やお茶、コーヒーを飲んだり飴やガムを食べたりする人を見かけます。また、近頃は禁煙外来を設けている医療機関があるのでそれらを利用する人もいます。更に携帯電話やインターネットで禁煙サポートサービスをしているところなどもあるので、上手に利用したいものです。

たばこを吸っていた人が禁煙すると血液中のニコチンの濃度が低下します。そのためイライラ、苦痛、不安、ふるえ、眠気、あくび、だるいなどの症状を感じ、たばこを吸いたいという強い欲求が生じます。これを「禁断症状（離脱症状）」と言い、この症状がおきるために志半ばで禁煙に挫折する人が多いようです。

禁煙を成功させるポイントは、禁断症状が起こる辛い期間をうまく乗り越える本人の工夫と周囲の協力といえるでしょう。また、健康で元気に輝いている姿や禁煙を達成し自信に満ち溢れた自分の姿をイメージすることも大きな助けになるようです。

五　受動喫煙

受動喫煙とはたばこを吸っていない人が他の人のたばこの煙を吸ってしまうことです。これによって直接たばこを吸っていなくてもたばこの害を受けることになります。

たばこの煙には二種類あって、たばこを吸うことにより体内に入ってくる主流煙と、たばこの火をつけたところから立ちのぼる副流煙があります。副流煙は主流煙に比べタール、ニコチン、一酸化炭素などの有害物質が数倍多く含まれています。ですから、直接たばこを吸っている人よりも、その周りにいる人が受ける健康被害が深刻な問題になってきます。たばこを吸う人は自分の健康とともに、周りの人の健康にも十分に配慮する必要があるのです。

六　たばこを止めると

たばこを止めると、たばこが原因で発生する咳や痰、食欲不振、肌荒れなどの各症状が軽減し、あるいはなくなることもあります。また、たばこが原因でかかる病気の発生リスクも低下するので一日でも早く禁煙をする方がよいのです。

さらに、味覚が敏感になり食事の本当の味がわかるようになります。また、胃の調子も良くなるので食欲が増します。それに伴い、なんとなく口がさみしくなるのでつい間食をしがちになり、そのため体重が増加することがあります。たばこを吸っている人の中には、たばこを止めると体重が増えるので禁煙に踏み切れないという人がいますが、禁煙と同時に食事のバランスをとり、運動を心掛ければ体重をうまくコントロールできます。禁煙に加え、バランスの良い食事や適度な運動を心がけることで、より一層健康に過ごすことができます。

七　最後に

愛煙家のなかには「今さら止められない」或いは「今さら止めても遅すぎる」と思っている方も少なくありません。しかし、決して遅すぎることはありません。禁煙することでわたしたちの体はもとの健康な体に戻ろうと動きはじめ、それによって喫煙に伴う病気の危険度が下がります。また、副流煙による周囲の人々への影響を心配する必要がなくなります。本人だけでなく周囲の人々も共に健康な生活がおくれるのです。

5章　節酒と健康

節酒とは適度な飲酒であり、自分の体に合わせてアルコールを控えめに飲むことです。適度な飲酒は疲労感を和らげ、リラックスできることから、より良いコミュニケーションをとる潤滑油的な役割を果たすこともあり、社会生活を営む面でプラスの効用もあります。さらに、適度な飲酒は血液循環を改善するので、お酒を全く飲まない人や大量に飲む人に比べて心臓病による死亡率が低いというデータもあります。

また昔から酒は薬としても用いられ、酒と漢方薬などを配合した処方もあります。これは酒の力で生薬などの効果を引き出す作用があるからです。昔から酒は正しい使い方や適度な量を飲むことにより健康に役立つものとされてきました。まさに、「酒は百薬の長」といわれる所以です。

ただし、ここでお話しする飲酒については、飲酒習慣のない方やアルコールアレルギーの方に飲酒をすすめているものではありません。特にアルコールアレルギーがある方は、どんなにアルコール分が低いものでも、また少量だとしても危険です。くれぐれも誤解のないようにお願いします。

一　お酒の歴史

一説によると、中国では酒は紀元前四〇〇〇年ごろの新石器時代にはじめて作られるようになったといわれています。また、「戦国策」という本の中では夏の時代の儀荻《ぎてき》という人が作った酒を禹王にすすめたと書いてあります。当時既にあった一夜酒から濁酒（にごり酒）を作って禹王に献上し、これを飲んだ禹王がとても喜んで儀荻を高く称えたそうです。その濁酒（にごり酒）を清酒に発展させたのが、周の時代の杜康という人でした。杜康の酒造方は中国の歴史の中でも四大発明のひとつに数えられ、その功績を称えて酒泉大守とも呼ばれ広く親しまれています。

昔から、お酒は嗜好品または儀式用として用いられてきましたが、医学の〝醫〟の字に酒の〝酉〟があることから、医学にも深く関わってきたと考えられています。現に酒は薬としても用いられ、酒を配合した処方もあります。これは酒の力で生薬などの効果を更に引き出す作用があるからです。

ではなぜ薬としての役割をも果たすお酒の量を制限しなければならないのでしょうか？それは少量の飲酒は血液循環を改善する働きがありますが、それが大量になると健康を損ねる原因になることがしばしばあるからです。例えばアルコール中毒症、アルコール性肝機能障害などはよく知られていますが、肝硬変、動脈硬化、脳血管障害、心臓病などの病気も飲酒と関わっていることがあるのです。

二　お酒と体の反応

飲酒と赤面

盃一～二杯の飲酒でもすぐに顔が赤くなる人もいますが、どんなに飲んでも変わらない人や、或いは少し青白い顔になる人もいます。どうして赤くなるのか気になるところです。

この理由は、生まれつき体内のアルコール脱水素酵素が少ない人はアルコールが分解されにくいため、飲酒後分解されないアルコールの作用により血管が拡張し、顔や体を赤くさせると考えられています。また、アルコール脱水素酵素はあるがアセトアルデヒド脱水素酵素が少なくあるいは働きが弱いためアセトアルデヒドが体内に留まりその影響から顔が赤くなるとも言われています。一方、顔色が変わらない人は体内のアルコール脱水素酵素が多く、飲んだアルコールが素早く分解されるのでその影響が少なく赤くならないというわけです。

三　飲酒とアルコール代謝

酒の主成分はアルコールです。体内に入ったアルコールの一部は汗や尿、呼気として体外に出て行きます。しかし、その大部分が胃と小腸から吸収され血液と一緒に肝臓に送られ、肝臓で分解されます。ただし、全てのアルコールがこの一回の工程で分解できないために、何度もこれを繰り返します。

⑴肝細胞内での代謝

血液を介して肝臓に送られたアルコールは、まずアルコール脱水素酵素（ＡＤＨ）によってアセトアルデヒドに分解されます。そしてアセトアルデヒドはアルデヒド脱水素酵素（ＡＬＤＨ）によってアセテート（酢酸）に分解され、血液によって全身をめぐり筋肉や脂肪組織などで水と二酸化炭素に分解された後、体外に排出されます。

⑵アセトアルデヒドの毒性

アセトアルデヒドは毒性が強い物質で、肝細胞のミトコンドリアを傷つけるなどの障害をおこします。また飲酒に伴う顔面紅潮、頭痛、悪心、動悸、嘔吐などの不快な症状は、このアセトアルデヒドが体内に長時間に留まることが一つの原因ではあり、二日酔いもこれと同様にアセトアルデヒドの毒性によるものです。

⑶飲酒と肝機能

①お酒を飲み過ぎるとなぜ肝臓に悪いのか

アルコールが体に入ると肝臓で分解されます。お酒を飲み過ぎると肝臓がアルコールを分解するためにフル回転するので負担が大きくかかり、肝臓の細胞が機能しなくなり壊れてしまいます。毎日飲酒すればこの状態が繰り返され、アルコール性肝炎、さらに肝硬変になる恐れがあります。したがって、お酒を飲むときにはどんなに多く飲んでも日本酒に換算して二合までにとどめることがよいでしょう。

ある調査では、日本酒換算で平均して一日二合を超える飲酒者は、肝臓の病気、高血圧、高尿酸、さらにカロリーオーバーや栄養バランスの崩れにもつながりやすく、精神的にもアルコールに依存してしまう等の医学的問題が起こりやすくなるという結果がでています。また、長期的に飲酒すると、脳卒中や肝硬変を起こす率や急死や不慮の事故を含めた総死亡率が高くなることは読者のみなさんもすでにご存知のことと思います。

肝臓がアルコールを処理するスピードには個人差はありますが、一般的に酒一合のアルコールを処理するには約三時間かかります。したがって、たとえば夜に三合飲酒すると、単純に計算しても分解するのに約九時間もかかり、アルコールは翌朝に残ってしまうことになります。これによって二日酔いの症状が現れると同時に、酒気帯びの状態になるので当然車やバイクなどを運転することは法律でも許されません。

②お酒を飲むとγ-GTPが高くなるのはなぜか？

肝機能の検査で気になるγ-GTPの値ですが、γ-GTPは肝臓、腎臓、膵臓などにある酵素の一種です。γ-GTPの値と飲酒量との間には深い関連があることが分かっています。またγ-GTPはアルコールに敏感に反応し、それによって上昇することがよくあります。ですから、普段お酒を飲まない人で、検査前日にたまたま少量のアルコールを飲んだだけでも高い値になる場合があります。

飲酒以外では、薬の反応や肝臓や胆道の病気で高くなることがあります。しかし、飲酒、薬、病気の有無に関係なく、個人差が比較的大きくでる検査値でもあります。特に、γ-GTPが非常に高い場合や、飲酒に関係なく急に上昇した場合は、睡眠薬や精神安定剤などの薬を飲んでいないか、サプリメントのようなものを飲まなかったか、農薬などの薬品を扱ったときに十分に防御していたか、他に病気が無いか等をチェックする必要があるので、医師に相談してください。

⑷アルコール性脂肪肝

アルコール性脂肪肝は常習的な飲酒により肝臓の脂質代謝が障害され、主に食事由来の脂肪酸から合成されたトリグリセリドが代謝されないで肝細胞内に蓄積することによって起こります。また、飲酒に伴うアルコール分解により、酢酸が生成され中性脂肪の合成が亢進し、肝細胞内に中性脂肪が蓄積し、アルコール性脂肪肝だけではなく、血液中の中性脂肪が増加することにもつながります。アルコール性脂肪肝は、アルコール性肝線維症に進行することがあります。アルコール性脂肪肝の自覚症状は、全身倦怠感、食欲不振、悪心などの症状が起こってきます。また、血液検査では、高脂血症、高乳酸血症、高尿酸血症などが見られます。

⑸肝硬変

肝硬変はアルコールの過剰摂取やウイルス性肝炎（B型）などが原因で起こることが多い怖い肝疾患です。肝硬変になると、疲労感、全身倦怠感、食欲不振、腹痛などの自覚症状が現れます。

アルコール性肝硬変の一次的原因は、アルコールの直接的肝障害作用（アルデヒドの細胞障害作用）により肝細胞が障害されて起こります。また、栄養障害（ビタミン類や蛋白質摂取の不足）はアルコールの肝障害作用を促進させるので、極端な偏食は避けるべきです。アルコール性肝硬変は飲んだアルコールの総量が多い程なりやすくなります。1日平均一六〇グラム以上、一五年間飲み続けると、約八〇%の症例はアルコール性肝炎やアルコール性肝硬変になる恐れがあります。更にアルコール性肝硬変は、脂肪肝を伴うことが報告されています。

また、アルコール性肝硬変は肝臓に脂肪が蓄積するので、他の原因による肝硬変に比べて肝臓が肥大します。しかし、禁酒をすると急速にその程度が軽減し、アルコールとの関連が顕著に表れます。

四　飲酒と食事

飲酒による体へのダメージを緩和するための策として色々上げることができます。たとえば、飲酒前後に甘いデザート類や果物、牛乳などを摂ると良いとされますが、これは糖質やビタミン類がアセトアルデヒドの分解を助けるからであり、また、牛乳に含まれるたんぱく質が肝臓の働きを高める働きがあるからです。さらに、蜂蜜が飲酒後の頭痛症状を軽減するという報告もあり、一度試してみてはいかがでしょうか。

また、脂肪肝や肝硬変などのアルコール性肝障害をきたすような飲酒家は、ビタミンB_1、ニコチン酸、葉酸などのビタミン類が欠乏し易いので、それらを含む食品を意識して摂るようにしましょう（「食事のバランス」を参照）。このようにお酒ばかりを飲んで、おつまみや野菜類を摂取しないと、ビタミン類が不足して、肝障害を助長することにもなりかねませんので、普段からお酒を飲む習慣のある人は意識して栄養バランスのとれた食事を心掛けると同時にカロリーの摂り過ぎにならないように注意することがとても大切です。

五　飲酒の時間帯

夜はもとより朝や昼に飲酒される方も少なからずおられると思いますが、飲酒に適した時間帯は夜といわれます。それは体内のアルコール脱水素酵素が最も活性化する時間帯だからです。その働きの周期を見ると、夜は活性化し酵素も増えますが、昼頃になると下がってしまいます。このようにアルコール脱水素酵素の働きからすると昼間の飲酒は夜の飲酒に比べるとアルコール分解の代謝が悪くなり、身体に対するダメージも大きいと考えられますから、昼間の飲酒はほどほどにされることが賢明でしょう。

寝酒

寝酒を飲むと寝つきは早く、ひとときの熟睡感を得られるものの、明け方になると逆に眠りが浅くなりやすく、本人が感じているほど質のよい睡眠がとれていない場合があります。これは、アルコールは入眠を促進しますが、アルコールを分解する成分の作用で、中途に覚醒を起こしやすくなるからです。また、毎晩寝酒を続けると、アルコールの睡眠作用はしだいに弱まり、同じ効果を得るために寝酒の量が少しずつ増える場合もあります。こうなると、アルコールを飲まないと眠れないという悪循環に陥り、依存症のきっかけになることもよくあります。したがって、寝酒には依存症になる危険が少なからずとも伴うことを十分理解し注意が必要です。

もう一つの問題として、寝る前にアルコールを飲むと睡眠時無呼吸状態をおこしやすくなるということです。アルコールには筋肉を弛緩（ゆるめる）する作用がありますので、舌や喉の筋肉がゆるみ気道が狭くなります。また、鼻や喉の粘膜が腫れたような状態になっているので鼻がつまりやすくなり呼吸が抑制されてしまいます。

これらのことから基本的には寝酒はおすすめできません。

六　休肝日

一概にはいえませんが、毎日、適量（日本酒換算で一日一合程度）の飲酒を続けても、肝臓の機能はあまり障害されないと考えられます。ただし、一日一合程度であれば大丈夫というのは、肝臓病をはじめとする病気を患っていない人であり、あくまでも健康で、さらにアルコール脱水素酵素（ＡＤＨ）やアルデヒド脱水素酵素（ＡＬＤＨ）をもち、十分にその機能が働く人に限る話です。既に肝臓病にかかっている人や、肝機能が低下している人には当てはまりませんし、アルコールを飲むと血圧が上がることからも、血圧の高い人は飲酒を極力ひかえなくてはいけません。

このように、一口に適量の飲酒といっても、適量の基準は人により異なりますので、できれば、医師、保健師、栄養士と相談してみるとよいでしょう。いずれにしても休肝日を設けることはとても大切なことであり、長い目でみて、飲酒量を抑えることにつながります。一般的には週二回以上の休肝日がお勧めです。

七　飲酒とお茶・コーヒー

飲酒後に、濃いお茶やコーヒーを飲むという人がいます。酔いが醒めるような気になると同時に解毒効果を期待する人が少なくありません。しかし、飲酒後にお茶やコーヒーを飲むのは良くありません。その理由はこれらに含まれるカフェインにあります。

カフェインには強い利尿作用があることはよく知られていますが、飲酒後の体にはその作用が脱水症状を招くことがあります。飲酒後の体はアルコールの利尿作用と、アルコール分解の過程で多くの水分が使われるため脱水状態なっています。その上にお茶やコーヒーの利尿作用で多くの水分を尿として排出すれば更に体内の水分は失われてしまい、体に悪い影響を与えることになるのです。

では飲酒後、何を飲むと良いのでしょうか？　飲酒後に顔色の紅潮、全身の熱感、目の充血、ふらつきなどの症状が見られる場合には黄連解毒湯を服用するとその症状の改善が期待されます。また飲酒後に頭痛、むくみ、浮腫、体がだるく重たいなどの症状が見られる場合には五苓散を服用すると効果が得られます。

ただ、飲みすぎの後に何を飲むかを考えるよりは、節酒することが大切です。

八　飲酒と病気

(1)アルコール依存症

アルコール依存症の実態はどうなっているのでしょうか。WHOの換算では日本全国に約二三〇万人のアルコール依存症の人がいると報告されています。アルコール依存症は本人だけの苦しみでは終わらず、家族や友人、周囲の人々にも大きな影響を与えてしまいます。たとえば家庭での問題です。依存者が飲酒している状態では平常時の思考ができないため喧嘩が絶えません。妻や夫に対する暴言、暴力などが原因で夫婦関係が機能しない状態に陥ってしまいます。また、子どもの心に大きな影響を及ぼし、その後の子どもの人生さえも変えてしまうほどです。

職場での問題としては、遅刻、欠勤など、社会人として無責任な行動をとってしまい、その結果、業績が下がる、収入が減る、最悪の場合には失業するということにもなるでしょう。そうなると経済的にも困り、お酒を買う為に多額の借金をしてしまったという話も聞きます。

わたしたちは身近に自動販売機やコンビニエンスストアで簡単に酒類が手に入る環境にいます。また、CM等によるアルコール消費の刺激も受けやすい状態です。飲酒＝アルコール依存症とはいえませんし、依存症になる背景もさまざまですが、飲酒のその先にはアルコール依存症をはじめとする健康障害と隣り合わせであるということをきちんと認識しなければならないと思います。

⑵神経系の障害

飲酒よる神経系の影響は、直接的なものよりも飲酒に伴い十分な食事を摂らなかったり偏った食事をしたりすることによるビタミンの欠乏、電解質異常などが複雑に神経系に働くことによって障害が発生してきます。

⑶肝臓の障害

〝飲酒と肝機能〟（一一六ページ）で述べたように、アルコールは主に肝臓によって分解されます。多飲は肝臓に負担をかけ、肝臓の障害を起こしやすくなる原因になります。また、アルコールによる肝障害が肝硬変までいたった場合、肝がんを合併することが多くなります。

日本では、欧米と比較してアルコール消費量が減少するのでなくやや増加傾向にあり、アルコール性肝障害が増加しています。

(4)消化器系の障害

アルコールは口から食道を経て胃・小腸で吸収されることから、アルコールに強く曝露される部位です。そのため、アルコールによるダメージを受けやすいわけです。また、食道、胃の上部が強い酒と接触するとその部分が急性炎症となります。軽度であれば数日で治りますが、重篤な場合は命に関わることにもなりかねません。

(5)飲酒とがん

飲酒とがんとの関係が指摘されています。特に、飲酒後、顔が赤くなりやすい人が常に飲酒すると、顔色が変わらない人に比べて食道がんの発病率は大きな差がでるといわれています。また、毎日少量の酒を飲んでいる二五〇〇人に対しての調査から、アセトアルデヒド脱水素酵素を持たない人はその酵素をもつ人に比べて一〇倍以上も発がん率が高くなり、そのうち食道癌が一二・五倍、口腔咽喉癌が一一・一倍にもなります。また、飲酒量が多い人や喫煙と飲酒をセットで嗜む人の場合は更にこの数値を上げることに繋がります。

適度な飲酒による好ましい作用があると言われる一方で、このようにアルコール摂取が食道がんなどの罹患率を高めることは事実です。あくまでもアルコールと上手く付き合うためには、過度な飲酒は避け、休肝日を含めた節酒を心がけ、その上でバランスの取れた食事（特に果物、野菜、食物繊維を十分に摂る）、適度な運動と肥満の解消に努め、禁煙をするというライフスタイルが好ましいといえるでしょう。

⑹飲酒＋喫煙とがん

飲酒ががんの危険因子の一つであることはこれまでにも度々話してきました。なかでも、口腔・喉頭・咽頭・食道など、飲んだお酒が最初に通過する部位や、アルコールを分解する働きをもつ肝臓には、飲酒が原因でがんが出来やすくなると述べてきました。これらの癌を、「飲酒関連がん」と呼びます。同時に、たばこを吸う人と吸わない人ではがんに対する飲酒の影響に差があると考えられています。

「飲酒関連がん」以外のがんでたばこを吸う人と吸わない人とを比較すると、たばこを吸う人は飲酒量が増えれば増えるほどがんによる死亡率も高くなります。時々お酒を飲む人と比べて、毎日二合程度の飲酒をする人では二・七倍、毎日四合程度の人では三・六倍も死亡率が高くなっています。

九　〝自分をよく知ること〟の大切さ

お酒と上手につきあうためには、自分の体質をまず知ることです。体質的に飲める人は飲酒に伴うプラスの面とマイナスの面を十分ふまえた上で、体の状態を考慮し、適量な飲酒を楽しむのもよいでしょう。しかし、アルコールを飲むと顔面の紅潮、頭痛、吐き気、頻脈、気分不良などの不快な症状が出る人は、体質的に飲酒に向かない、或いは飲酒が出来ない人で、危険が伴うことを十分に理解しなければなりません。どんなにお酒が好きでも無理に飲むことは厳禁です。

アルコールを分解する酵素が少ない人でも長期にわたって飲酒していると飲めるようになる場合がありますが、これは別の酵素の働きが高まりアルコールの分解を助けるようになるためで、アルコールを分解する酵素をもつようになったり、増えたわけではありません。体質的には飲酒が向かないということに違いはないのです。いずれにしても、アルコールパッチテストなどで自分の体質をチェックすることをお勧めします。

一〇　最後に

中国では昔から「色是剮骨鋼刀、酒是通腸毒薬（セックスは骨を削る刃物であり、酒は胃腸を通過する毒薬である）」という言葉があります。セックスの話はさておき、〝酒は健康を害し場合によっては死をまねくこともあるため、毒薬を扱うように注意しなければならない〟という意味です。先人のアドバイスを真摯に受け止めて、健康で心豊かな人生をおくりたいものです。

6章　生薬と健康食品について

お元気ですか!?

私たちが毎日使っているあいさつ「お元気ですか!?」という言葉には、「人が元来持っている〝気〟を守っていますか？」「あなたの元の〝気〟はよい状態ですか？」「あなたの〝気〟を大切にしてくださいね！」という意味や願いが込められています。

中国四〇〇〇年の歴史の中で、人の健康を守り、病気を予防し、治療するのに最も重要なはたらきをしているのは漢方薬（生薬）です。漢方薬の中には食品材料であり、しかも薬品材料にも位置づけられているものがたくさんあります。それを表しているのが「医食同源」ということばです。「医食同源」とは食事として摂っている食品材料が病気の治療目的の薬として使われることがあるということです。

野菜や果物には季節によって旬がありますが、人の体も季節によって体調が違うと中国伝統医学では考えられています。ですから季節により生薬も使い分けています。また組み合わせも重要とされています。人によっては食物に対して合うもの合わないものがあり、合わない食物を摂ると具合が悪くなったりアレルギー反応があらわれたりします。さらに食物どうしの組み合わせも重要です。合うものを組み合わせると相乗効果によりさらに高い効果が生まれますが、合わないものを組み合わせるとその効能を弱めたり副作用を生じる害のあるものになったりすることもあります。

生薬には何千という種類がありますが、その中でも高麗人参、冬虫夏草、霊芝は上品（最上級のもの）とされ健康・長寿を願う貴族に古くから愛用されてきたいわゆる生薬の王様です。これらの生薬は病気を治す薬としてだけではなく薬膳料理などの材料としても用いられてきました。現在はこれらのものを手軽に摂ることができる健康食品を利用するのも一つの方法です。特に虚弱体質、産後、病後、仕事で疲れた方には上手に活用してもらいたいものです。しかし、本当に必要なときに摂取するべきであり、必要でないときや普段の食事で十分に栄養が摂れて、しかも健康で元気な状態であればあえて摂る必要はないと思います。

先に述べた生薬の王様とよばれる高麗人参、冬虫夏草、霊芝などの効能効果・薬理作用について記していますので参考にしてください。

一　高麗人参（こうらいにんじん）

高麗人参は、長白山脈を中心とした中国東北部、朝鮮半島内の山中、極東シベリアを原産とする五加木（ウコギ）科の多年草の生薬です。自生品はごく希にしか分布していないため、価値が高く高値で取引されています。

高麗人参の歴史は極めて長く、その効能は高く評価されています。とくに、食欲不振、元気がない、慢性下痢、疲労倦怠、疲れやすい、虚弱体質、無気力などの慢性虚弱症に適しています。

【高麗人参の成分】

サポニン配糖体のパナキロン、精油のパナサン、パナキシノール、ビタミンB群、脂肪酸、

ミネラルなど

【薬理作用】

高麗人参は不老長寿の妙薬として長い歴史の中で愛用されています。現在、薬理研究によって以下の高麗人参の薬理作用が証明されています。

1、中枢神経系のバランス調整
2、学習記憶能力の改善
3、血糖代謝の調整
4、たんぱく質合成の促進
5、免疫能の増強
6、抗腫瘍作用
7、老化防止作用
8、疲労回復作用
9、肝機能の保護作用
10、動脈硬化の防止

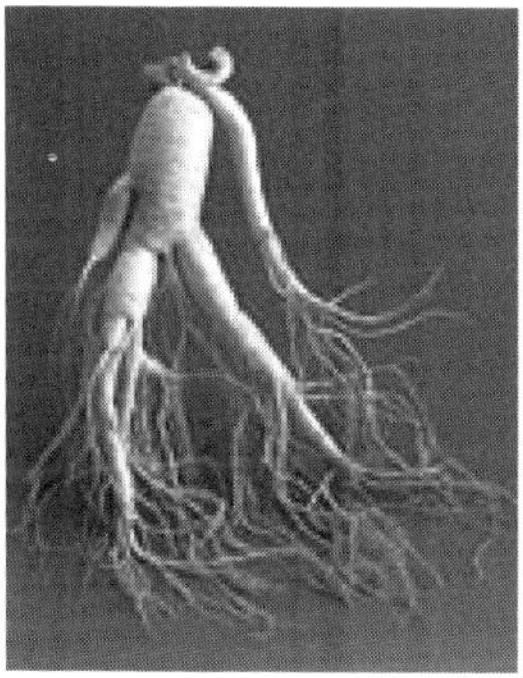

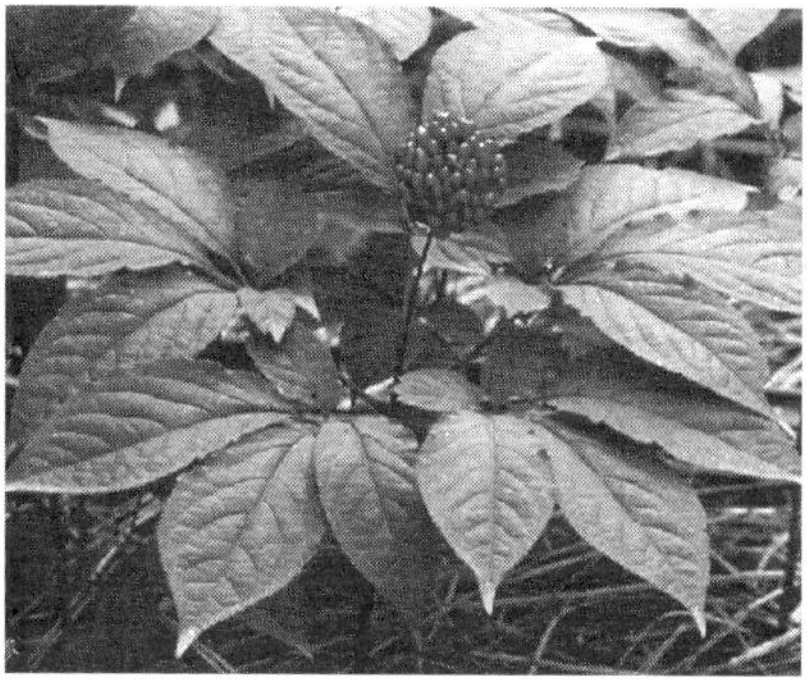

11、血小板凝集の抑制
12、骨髄造血の促進作用

【注意事項】

高齢人参にはさまざまな薬理作用がありますが、服用する場合には以下のことを注意しなければなりません。

1、五霊脂、藜芦との配合は禁止です。その生薬を含んでいる漢方薬を一緒に服用しないように注意する必要があります。

2、高血圧・高血圧傾向がある人には長期間に飲用すると血圧が高くなるので注意してください。

3、発熱、高熱、風邪を引いた場合には一時的に服用を中止すべきです。

4、子供に服用すると鼻血が出ることが多いので元気な子供には使わないほうがよいでしょう。

5、高麗人参を服用する場合にはお茶を飲んだり、大根を食べたりすると、高麗人参の効果が下がるので注意してください。

二　西洋人参（せいようにんじん）

西洋人参は高麗人参と同じウコギ科の植物の根であり、北アメリカが原産地であることから西洋人参と呼ばれています。西洋人参は高麗人参、竹節人参、田七人参と並び、世界の四大人参の一つです。高麗人参は気を補い、〝温補〟に属しますが、西洋人参は気陰を補い、〝涼補〟に属します。即ち西洋人参は四大人参の中で薬性が唯一の〝涼性〟で、服用後にのぼせやほてり感もなく穏やかに体を潤すのです。よって老若男女が〝温補〟に合わない場合には西洋人参がもっとも適しているといわれています。血圧を高める副作用がないので特に中老年の方が長期的に飲むと体力の改善や精力の増強、病気の予防などの効果が期待できます。

西洋人参の新陳代謝を活性化させ、血糖値を下げ、中性脂肪やコレステロールの分解・排泄を促進し、免疫能を調整するなどの作用は現代の薬理研究で証明されています。臨床では糖尿病、高血圧、更年期障害、夏バテ、自律神経失調症、虚弱体質などの方に使われ、疲労倦怠感、疲れやすい、口やノドの渇き、手足のほてりやのぼせ、寝汗などの症状を改善する効果が期待

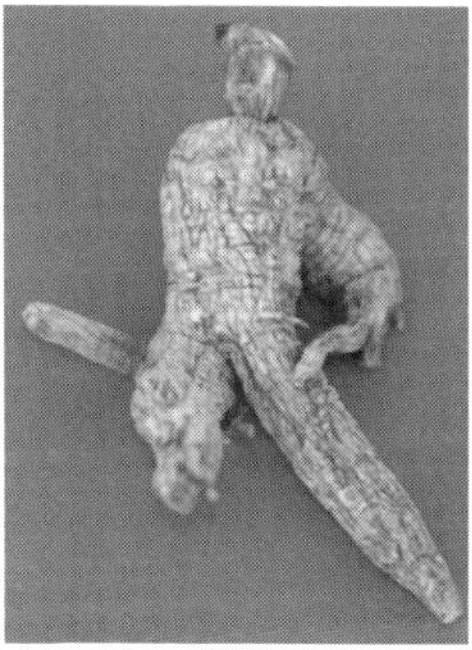
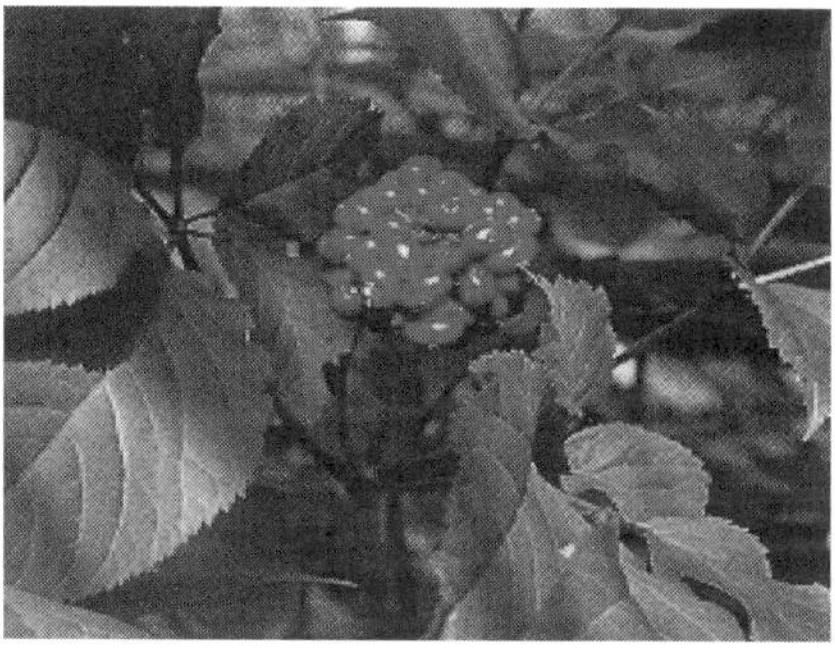

でき、また心肺機能の弱い方、抗がん剤や放射線の副作用で体が衰弱した方にもよく用いられます。

【西洋人参の成分】

人参サポニン（主にジンセンサイドＲｂ１・Ｒｂ２・Ｒｃ・Ｒｅ・Ｒｆ・Ｒｇなど）、アミノ酸、ミネラル、ビタミンＢ群、糖類

【薬理作用】

現代の薬理の研究によって以下の西洋人参の薬理作用が証明されています

１、免疫能の調整作用
２、滋養強壮作用
３、抗ストレス作用
４、肝細胞損傷の保護作用

5、血圧降下作用
6、血栓予防
7、血糖値の降下作用
8、中性脂肪、コレステロールの降下作用
9、神経系老化の抑制
10、老化の防止

【注意事項】
1、藜芦との配合は禁止です。藜芦を含んでいる漢方薬を一緒に服用しないように注意する必要があります。
2、発熱、高熱、風邪を引いた場合には服用を中止すべきです。

三　鹿角霊芝（ろっかくれいし）

五〇〇〇年前に中国で書かれた世界最古の薬物書「神農本草経」には、三六五種類の薬草が

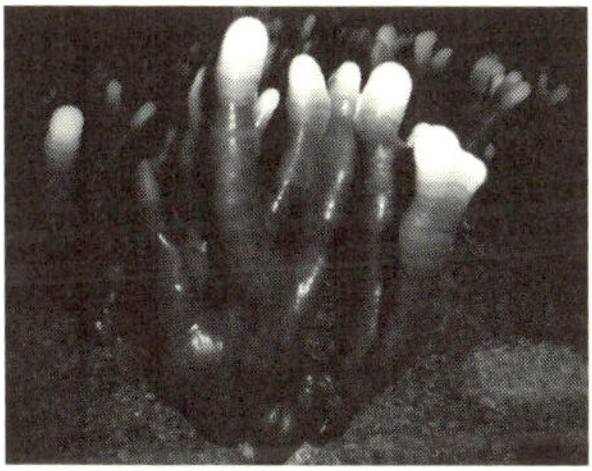

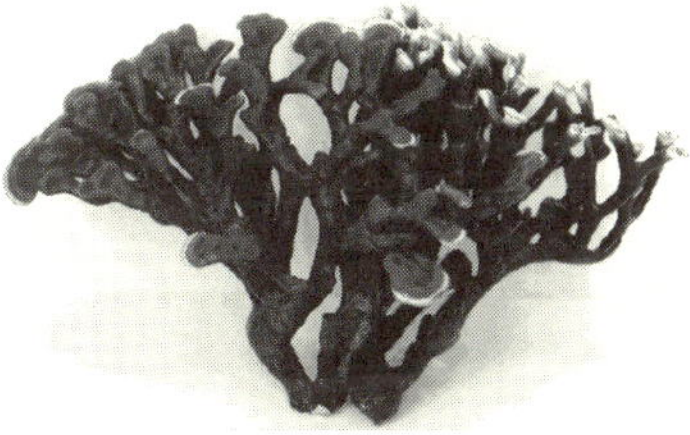

記載されています。これらの薬草は、上品が一二〇種、中品が一二〇種、下品が一二五種と分類されていて、そのうちの上品は生命を養い不老長寿をもたらす薬草であることから、上薬あるいは君薬と言われています。霊芝はこの上品に属し、人参、冬虫夏草とともに、『仙薬』とも言われ、中国の皇帝に愛用されていました。霊芝は他の補剤よりも副作用が少ない特徴があり、自然界で採取するのが難しく、希少で価値があることから高価なものとして取引されてきました。

一方、鹿角霊芝は霊芝の傘がまだ開いていない状態のもの（霊芝の子ども）を言い、その形が鹿の角に似ていることから鹿角霊芝と呼ばれています。鹿角霊芝は菌子類の最高峰と言われるように、免疫活性作用があるβ-グルカンなどの成分が霊芝より豊富に含まれていて、生態調節機能（免疫機能・内分泌機能・神経系機能・代謝機能・血管系機能）によく作用し活性化させる働きがあります。

鹿角霊芝の主成分β-グルカンは癌細胞を直接に攻撃するのではなく、ひとの本来の持つ免疫システムの活性化を促進しています。すなわち、

β-グルカンは小腸内のバイエル板を刺激してマクロファージ（リンパ球）という免疫細胞を活性化させ、活性化したマクロファージはヘルパーT細胞に癌細胞の情報を伝達し、ヘルパーT細胞はサイカインという免疫ホルモンと協力して最強のキラーT細胞を再生しがん細胞を攻撃して死滅させます。またβ-グルカンは直接にがん細胞を攻撃するNK細胞を刺激して活性化させる作用もあります。

臨床では長期間に鹿角霊芝を服用すると、良好な免疫状態を守り、風邪を引かないように、がんにならないように生態調節機能のバランスを維持することが期待できます。

特に鹿角霊芝は各種がんに対する抗がん剤や放射線の治療に現われた副作用の軽減、がんの手術後の再発や転移の予防、手術後や病後体質の改善と増強などに優れた効果が期待できます。また、男性の前立腺肥大や前立腺がんに対して一定的な効果があると報告されています。

【鹿角霊芝成分（及び薬理作用）】

β-グルカン（免疫能の増強）、テンペノイド類（抗がん作用、増毛作用）、ガノデラン（血糖の安定）、プロテオグリカン（血糖の降下作用）、ヌクレオチド（抗血栓作用、肝機能の保護作用）、ペプチドグリカン（抗血栓作用、肝機能の保護作用）、ステロイド（がんの抑制作用）、

有機ゲルマニウム（抗酸化作用、痛みの緩和）、ラノスタン系化合物（抗ヒスタミン、抗アレルギー作用）

【薬理作用】

現代の薬理の研究によって以下の鹿角霊芝の薬理作用が証明されています。

1、免疫賦活作用
2、抗酸化作用
3、抗血栓作用
4、中枢神経の調整作用
5、血糖の調整作用
6、抗腫瘍作用
7、ガン細胞増殖抑制作用
8、コレステロール値の降下作用
9、その他（強心、保肝、強壮、鎮静、鎮痛、利尿、血圧降下、増毛・養毛など）

【注意事項】
発熱、高熱、風邪を引いた場合には一時的に服用を中止すべきです。

四　冬虫夏草（とうちゅうかそう）

冬虫夏草は中国の四川、貴州、雲南、チベットなどに産し、パッカクキン科の冬虫夏草菌（フユムシナツクサタケ）の子実体と、寄生主のコウモリガ科の蛾の幼虫の死体を乾燥したものです。幼虫（宿主）の体内に入った菌は菌糸をのばして生長し、やがて体内を完全に占領し、さらに細い柄（子実体）を出してキノコが発生します。冬には虫体の栄養分を吸収して幼虫を枯死させ、夏に虫体の頭部から発芽して棒状の菌核（菌座）を形成して草になるため、冬虫夏草の名が付けられました。

冬虫夏草は腎・肺を補う効能があり、臨床ではインポテンツ、遺精、虚証による慢性の咳や喘息、病後の虚弱、冷え症などによく用います。また、古くから不老長寿・強壮の妙薬といわれ、薬酒（冬虫夏草酒）や薬膳料理などに用いられています。

【冬虫夏草の成分】

アミノ酸、糖類、ミネラル、核酸、コルジセピン、コルジセプス酸、ビタミンB_1、ビタミンB_{12}、ビタミンCなど

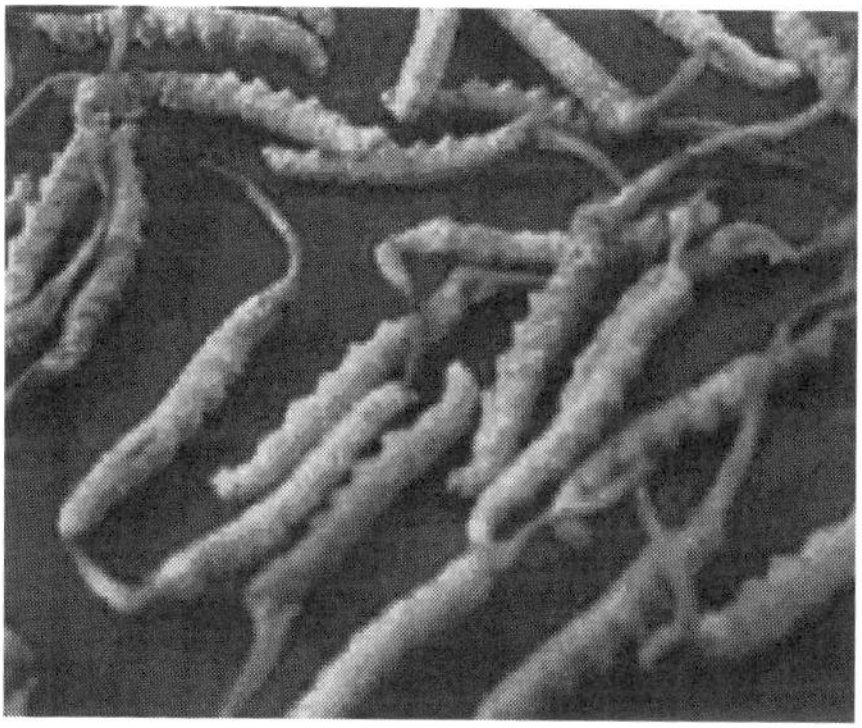

【薬理作用】

現代の薬理研究によって以下の冬虫夏草の薬理作用が証明されています。

1、免疫能の増強
2、強心作用
3、抗老化作用
4、抗腫瘍作用
5、骨髄造血の促進
6、気管支拡張作用
7、性機能の調節回復
8、抗菌作用

9、疲労回復
10、ＡＴＰの生成促進作用
11、鎮静作用

【注意事項】
1、発熱、高熱、風邪を引いた場合には一時的に服用を中止すべきです。
2、胃腸が弱く、軟便や下痢の者には服用させない方がよいでしょう。

五　枸杞子（くこし）

枸杞子は中国原産のナス科の落葉低木の成熟した果実であり、日本や朝鮮半島、台湾などにも移入され、分布を広げている外来種でもあります。枸杞子は棗杞・杞子・血杞子・甘杞子・紅果子・明目子などの別称でも呼ばれています。「神農本草経」に上品の薬として記載され、古くから不老長寿の効果があるといわれています。乾隆皇帝（清王朝第四代皇帝）が服用していた薬「清宮寿桃丸」をはじめ、長寿の名方「亀齢集」「亀鹿二仙膏」「七宝美髯丹」「杞元膏」

「杞菊地黄丸」などにはいずれも枸杞子が含まれています。

日本でも平安時代から強壮薬としてよく使われています。枸杞子を長期服用することで、肝腎を補い、精を養い、血を補い、目を明らかにし、心身が充実する効果があるため、目のかすみや視力の低下、腰や下肢の脱力感、もの忘れ、ふらつきやめまい、性機能の減退などに用います。よって老化現象の治療・予防、即ち抗老化の代表的な生薬であると言われています。

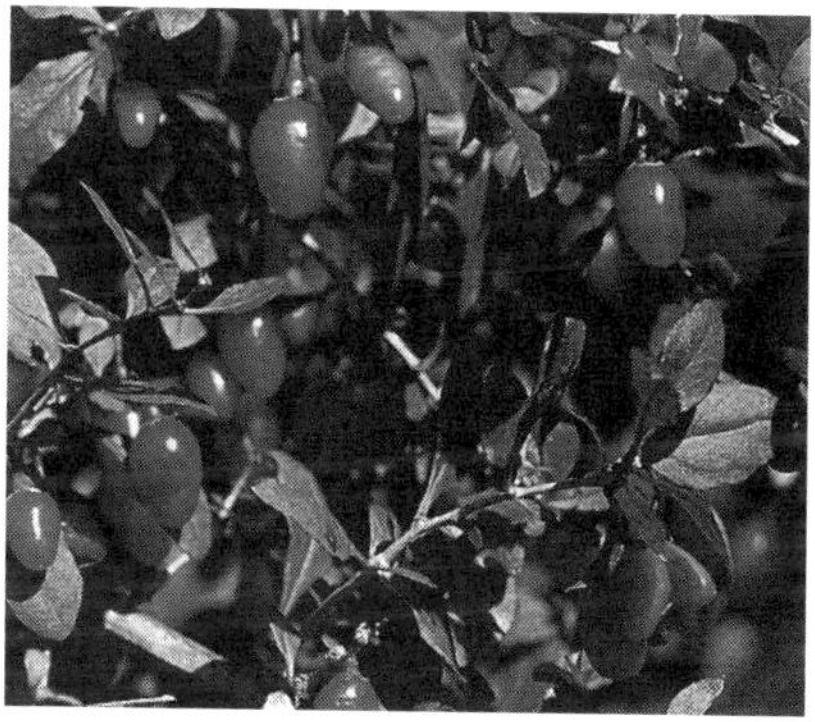

服用方法は薬膳料理で使われたり、枸杞酒を造ったり、枸杞茶を作ったり、そのまま枸杞子を食べたりする方法があります。漢方では肝腎陰虚によるめまい、視力減退、疲労倦怠感、腰膝の疼痛、疲れやすい、遺精、消渇（糖尿病）などの病症に用います。

【枸杞子の成分】

ベタイン、ツイアキサンチン、フィサリーン、カルシウム、リン、鉄、ビタミンA、ビタミンB_1、ビタミンB_2、ビタミンCなど

【薬理作用】

現代の薬理の研究によって以下の枸杞子の薬理作用が証明されています。

1、老化防止作用
2、免疫能の増強と調整作用
3、血糖降下作用
4、肝機能の保護作用
5、脂肪肝改善作用
6、癌細胞を抑制する作用
7、骨髄造血機能の促進作用
8、子宮発達の促進作用
9、血中コレステロール値、中性脂肪の降下作用

【注意事項】

1、発熱、高熱、風邪を引いた場合には一時的に服用を中止すべきです。
2、胃腸が弱く、軟便や下痢の者には服用させない方がよいでしょう。

六　山薬（さんやく、やまいも）

山薬は中国中南部原産で、日本でも栽培されるつる性多年草であり、ヤマノイモ科のヤマノイモまたはナガイモの根茎です。中国産はナガイモで、河南省に主産し、沁陽県（旧懐慶府）に集荷されるので、「懐山薬」「准山薬」と称します。

日本産のヤマノイモは長野県に主産します。山の自然の物は栽培したものより栄養が豊富で薬効が強いです。山薬は食品でもあり、薬品でもあるので「医食同源」の代表的な植物であると言われています。民間には薬膳料理に用い、また滋養強壮の食品として疲れた場合にはよく使われています。

漢方では肺・脾・腎を補う効能があり、脾胃虚弱による食欲不振、軟便或は下痢に、肺虚による慢性喘息、慢性の咳に、腎虚による性機能低下、遺精、頻尿、女性の帯下病によく用いられます。漢方薬の六味地黄丸、八味地黄丸、牛車腎気丸、無比山薬丸などに配合されています。

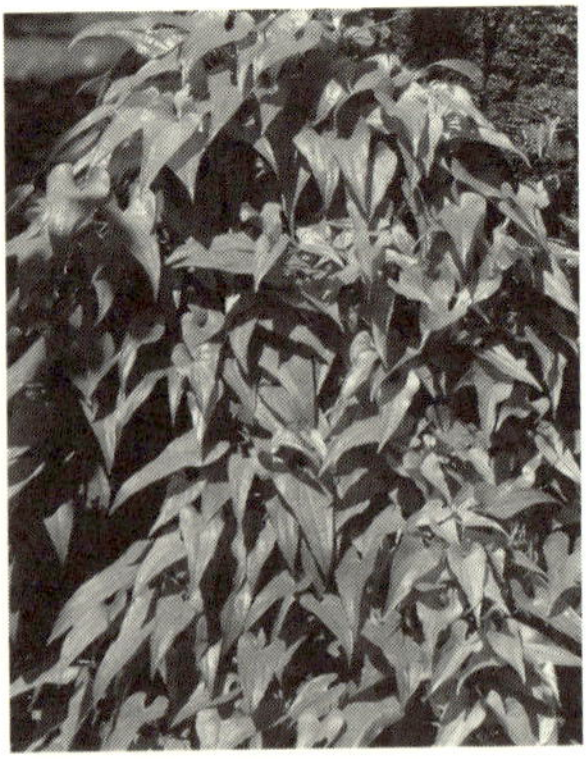

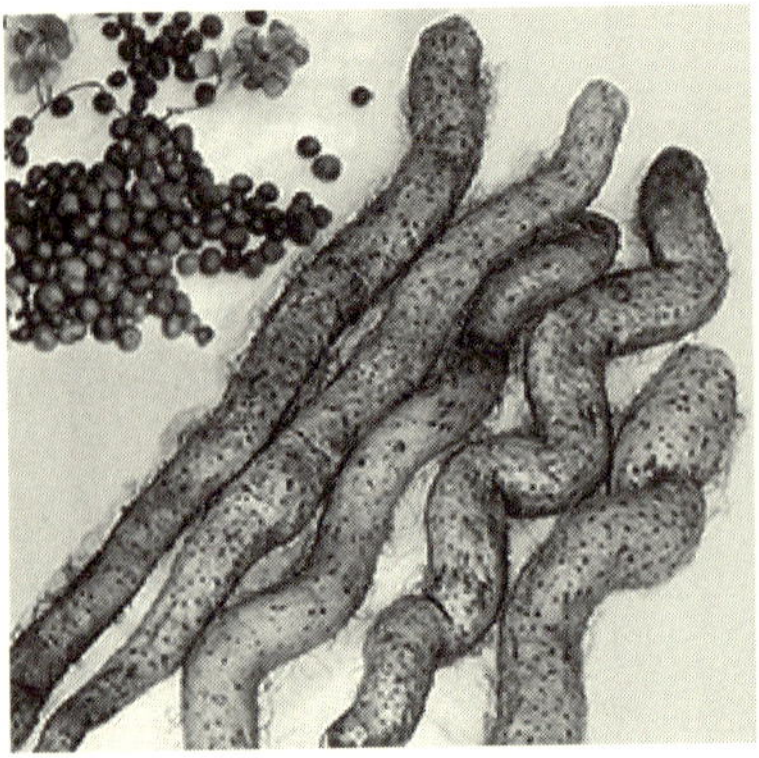

【山薬の成分】

アミラーゼ、アラントイン、アルギニン酸、コリン、タンパク質、デンプン、ムチン、ヨウ素など

【薬理作用】

現代の薬理の研究によって山薬の薬理作用を証明しています。

1、血糖降下作用
2、消化吸収の促進作用
3、老化防止
4、抗酸化作用
5、免疫能の増強
6、男性ホルモンの増強

【注意事項】
1、発熱、高熱、風邪を引いた場合には一時的に服用を中止すべきです。
2、むくみ、浮腫、腹部膨満感、食べ過ぎの者に服用しない方がよい。

七　ローヤルゼリー

ローヤルゼリーはミツバチの咽頭腺からの分泌物で、女王蜂だけの専用の栄養食です。女王蜂はローヤルゼリーだけを食べながら、最盛期には毎日二〇〇〇個の卵を産み、働き蜂の四〇倍の寿命をもつようになります。これはローヤルゼリーに必須アミノ酸が豊富に含まれ、それをバランスをよくとっているためです。ローヤルゼリーが老化をふせぐ究極の栄養食といわれる所以です。

栄養科学の角度から見ると、体の各臓器や組織は毎日十分な栄養を必要とし、その栄養が不足すると全身の機能低下を引き起こし、疲労倦怠感、疲れやすい、頭のぼんやり、風邪をひきやすいなどの症状が現われます。ローヤルゼリーに含まれた必須アミノ酸・ミネラル類・ビタミン類は、身体の免疫系・神経系・内分泌系などに必要な栄養を提供し、長期間に服用するとそれらの機能を高めて維持する役割りを果たしています。

【ローヤルゼリーの成分】

（ミネラル類）
鉄、銅、亜鉛、マンガン、マグネシウム、カルシウム

（アミノ酸）
アスパラギン酸、グルタミン酸、セリン、アルギニン、プロリン、チロシン、グリシン、アラニン、システイン、タウリン、β-アラニン、γ-アミノ酪酸、オキシプロリン

（必須アミノ酸）
ロイシン、イソロイシン、フェニルアラニン、リジン、バリン、スレオニン、ヒスチジン

（ビタミン類）
ビタミンB_1、ビタミンB_2、ビタミンB_6、ビタミンB_{12}

（その他）
ビオチン、パントテン酸、ナイアシン、葉酸、アセチルコリン、イノシトール

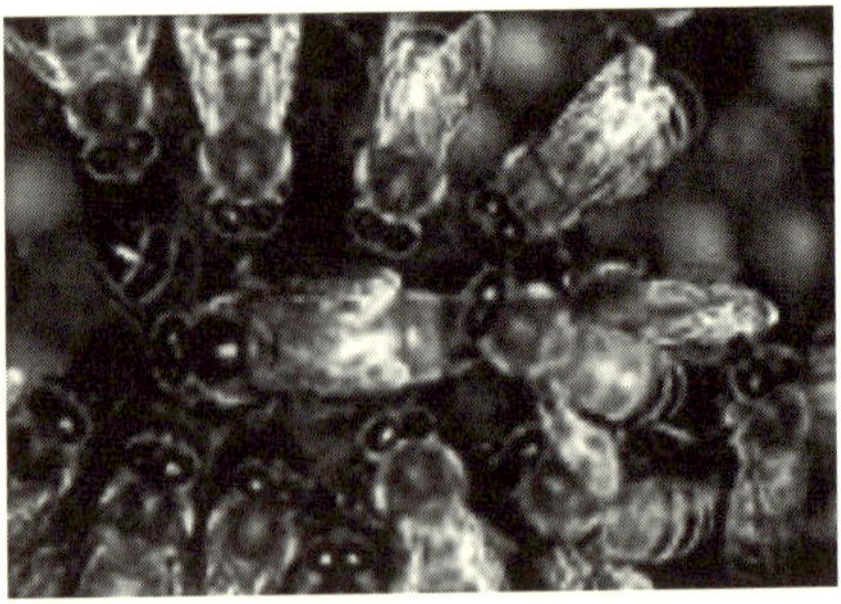

【薬理作用】

現代の薬理の研究によって以下の薬理作用が証明されています。

1、栄養補充作用
2、疲労回復作用
3、ビタミン類欠乏の解消作用
4、老衰・病後・産後の回復促進作用
5、皮膚の老化防止
6、更年期障害の改善
7、食欲増進

八　イチョウ葉

イチョウ葉とは、イチョウ科の中国原産の落葉高木で、日本にも古くから伝わっている銀杏の木の緑葉です。イチョウの木は生命力が強く、一億五〇〇〇年前より生息し、一〇〇〇年以上も生き長らえ、生きた化石といわれています。中国では、イチョウの葉が鴨の足に似ている

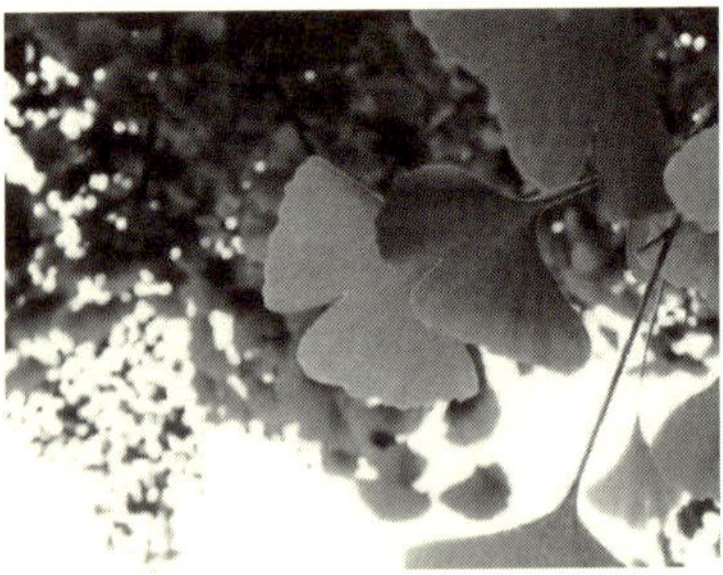

事から鴨脚（ヤアチャオ）といわれ、日本に伝わり「いちょう」という日本語になったということです。毎年の七〜九月にイチョウの緑葉を採集して乾燥させ、漢方薬の原料として保存します。

イチョウ葉には、植物特有の植物色素フラボノイドとテルペンラクトン類が含まれます。特に、イチョウ葉だけに含まれるテルペンラクトン類は、血液のスムーズな流れをサポートし、脳の血行を良くし、脳細胞の活性化、末梢血管の血流改善、記憶力と集中力を高め、イチョウエキスが女性ホルモンの分泌を促し、認知症の症状改善に役立っているなどさまざまなパワーを持っているといわれます。

最近、ヨーロッパと中国においては、イチョウ葉エキスは血液循環改善剤として認可されており、脳血管障害（脳梗塞、脳血栓、脳動脈硬化）、認知症などの患者に対して投与されています。また、アメリカでは「ブレインフード（脳内活性食品）」といわれ、記憶力を向上させるための健康食品として使われています。

【イチョウ葉の成分】

フラボノイド、ギンコライド、ビロベチン、5-メドキシビロベチンアメントフラボン、シアドピチジン、ミリセチン、ルテオリン、デルフィデノン、カテキン、エピカテキン、ガロカテキン、エピガロカテキン、キヌレン酸、ヒドロキシ・キヌレン酸、バニリン酸、プロトカテキュ酸、シキミ酸など

【薬理作用】

現代の薬理研究によって以下の薬理作用が証明されています。

1、脳血管性認知症の予防と改善
2、加齢による記憶力、認知力の改善
3、末梢血管障害の改善
4、高血圧の調整
5、冷え症の改善
6、精神の安定
7、抗酸化作用

8、更年期障害の軽減

9、耳鳴り・めまいの改善

【注意事項】

1、脳出血、蜘網膜下腔出血、眼底出血などの出血疾患がある者には出血がひどくなる恐れがあるので服用しない方がよいでしょう。

2、葉と外種子には、アレルギー物質であるギンコール酸（外敵から身を守る為に備えられた物質）が含まれるので、体質により胃腸障害、頭痛、アレルギー性皮膚炎などの副作用を起こすことがまれにみられるので注意する必要があります。

参考文献

『60歳登上健康之路』洪昭光著（漓江出版社）
『最好的医生是自己』洪昭光著（科学出版社）
『老年養生保健大全』郭云良編集（青島出版社）
『中国漢方医学語辞典』成都中医学院など偏（中国漢方）
『生活方式与身心健康』洪昭光著（湖北人民出版社）
『健康生活中来』郭云良編集（青島出版社）
『登上健康快車』洪昭光著（北京出版社）
『朋手健康』洪昭光著（狭西人民出版社）
『50歳登上健康快車』呉大真編集（北京科学技術出版社）
『中医心理学』磯島正・高口眞一郎監修（たにぐち書店）
『食材健康大事典』五明紀春監修（時事通信社）
『栄養の基本がよくわかる事典』安田和人監修（西東社）
『病気にならない生き方』新谷弘実著（サンマーク出版）

『病気にならない生き方　3若返り篇』新谷弘実著（サンマーク出版）
『中国陰陽健康術』邱淑恵著（ワニの本）
『太極拳カラダも心も美しくなる！』地曳寛子著（日本文芸社）
『太極拳が体に良い理由』楊進監修（ベースボールマガジン社）

篠原 誠（しのはら　まこと）

1948 年　熊本市生まれ
1972 年　久留米大学医学部卒業
1979 年　久留米大学大学院医学研究科卒業
1979 年　久留米大学医学博士学位取得
1980 年　芦北学園発達医療センター院長
2004 年　哈爾濱医科大学名誉教授
2005 年　中国海洋大学客員教授
2009 年　中国黒龍江省自閉症協会顧問
現在　くまもと芦北療育医療センター総院長
哈爾濱医科大学名誉教授
中国海洋大学客員教授

趙 基恩（チョウ　キオン）

1950 年　中国山東省生まれ
1977 年　哈爾濱医科大学卒業
1985 年　哈爾濱医科大学第一臨床学院神経病学講座講師
1993 年　熊本大学大学院で医学博士学位を取得
1997 年　哈爾濱医科大学客員教授
1998 年　哈爾濱医科大学名誉教授
現在　くまもと芦北療育医療センター東洋医学研究所所長
くまもと中医クリニック顧問
中国海洋大学客員教授
北海道医療大学客員教授

著書

1　久光正太郎，趙基恩著『今日の中医診療指針内科編』新樹社書林，東京，1993.
2　久光正大郎，趙基恩，牧野健司編集『漢方エキス剤』医歯薬出版株式会社，東京，1994.
3　趙基恩，岩谷典学編集『現代中医診療手引き』医歯薬出版株式会社，東京，1997.
4　趙基恩，上妻四郎編著『痛みの中医診療学』東洋学術出版社，東京，2000.
5　趙基恩，痛みの漢方治療最前線『現代医療の中の伝統医学』熊本大学薬学部教務委員会卒後教育部会，2002.

くまもと芦北療育医療センター
東洋医学研究所
くまもと中医クリニック

〒869-0844
熊本県芦北郡芦北町芦北 2331-2
TEL 0966-82-2148
FAX 0966-82-3622

誰も教えなかった 現代中国医学から見たやさしい健康法

2010年7月15日　　初版第1刷発行

著者 ―― 篠原　誠・趙　基恩
発行者 ―平田　勝
発行 ―― 花伝社
発売 ―― 共栄書房
〒101-0065　東京都千代田区西神田2-7-6 川合ビル
電話　　03-3263-3813
FAX　　03-3239-8272
E-mail　　kadensha@muf.biglobe.ne.jp
URL　　http://kadensha.net
振替　　00140-6 59661
装幀 ―― 佐々木正見
印刷・製本 ―シナノ印刷株式会社

ISBN978-4-7634-0578-4 C0047